NEW MEDICAL MANAGEMENT

あなたが始める

認知症ケアのプロフェッショナルナース入門

諏訪免典子
Noriko Suwamen

ぱる出版

まえがき

認知症は、私が看護師になった当時は「痴呆」と言っていました。2004年のことですが、厚生労働省より、差別的だとして、公募により「認知症」という用語で統一されました。

痴呆には差別の問題以外にも対象者が病院に行かないという問題がありました。痴呆はひと括りにされていましたが、認知症は多様です。アルツハイマー型認知症（67・6%）、脳血管性認知症（19・5%）、レビー小体型認知症（4・3%）、前頭側頭型認知症（1%）、その他（7・6%）です（厚生労働省研究班より）。

高齢者の大腿骨頸部骨折患者の看護をしていたときの体験です。深夜のラウンドでご本人がベッドにいないことに気づき、徘徊ではないかと大慌てで探しましたが、結局のところ、同室患者のベッドの足元に寝ていました。薄暗い病室で名前を呼ぶと、「私はここよ」というような仕草が返ってきました。またあるときには窓をこじ開けようとしたりしました。

今、思うとあの方は認知症を併発していたのです。あの当時は、私自身、認知症に関しての知見は乏しく、体験知もほとんどありませんでした。その方は、骨折が治癒した段階で、院内のカンファレンスの結果、また、ご家族の希望もあり介護施設に入所しました。

私は、看護学修士課程において、老年看護を学修した折、看取りケアおよび認知症ケアの理論を学び、その後、看護実践あるいは看護教育を担当してきました。併行して、介護支援専門員として介護現場で高齢者ケアに携わってきました。

人間は、看取り期を回避することはできません。最期は誰にでも訪れます。しかし、認知症は病気ですから進行を緩和するだけではなく、やがては治癒への道が開かれると思います。医学が懸命な研究を行ない、医療は医師が中核となってチーム医療を実践しつつあります。

私は、介護現場での体験知から、認知症には日常生活の介助や支援が必然と思っていますが、認知症患者には病院としてなすべきことがあり、看護師として認知症患者のために認知症ケアを実践する使命があるという信念にも似た熱い想いがあります。こうした想いを一人でも多くの看護師が共感し共有することを願っています。

改めて申し上げることではありませんが、認知症は病気です。認知症患者の多くは要介護認定を受けて介護施設に入所していますが、日常生活の介助や支援を主たる目的としている介護施設だけに認知症ケアを任せることは、病院勤務の看護師として傍観ではないのかと思っています。

２０２５年には、認知症高齢者は約７００万人、高齢者約5人に1人の割合と推計されています（平成29年版高齢者社会白書、内閣府）。認知症ケアはますます国をあげての社会的な重要な課題です。

そこで、これからの認知症ケアを洞察し、認知症患者のケアの主体は病院看護師の役割であり、家族はもとより介護職員との連携を密にしながら看護実践をする必要性があるという強い認識から本書を出版することにしました。

諏訪免典子

あなたが始める

認知症ケアのプロフェッショナルナース入門●もくじ

第1章
知っておきたい認知症ケアの基本

1 あなたが始める「認知症のケア」

　認知症は病気であり、病気であることを深く認識したうえで、ケアを実践しなければなりません。病気に対して行なうケアが認知症ケアです。今や認知症ケアは看護師の役割であると共に、認知症ケアの実践は看護師の使命です。

　十人十色、三者三様が認知症です。考え、好み、性質などが、人によってそれぞれに異なることを十人十色と言います。

　文豪夏目漱石の『吾輩は猫である』によると、「よそ目には一列一体、平等無差別、どの猫も自家固有の特色などはないようであるが、猫の社会に入ってみるとなかなか複雑なもので十人十色という人間界のことばはそのままここにも応用ができるのである。」とあります。十人十色というよりは三者三様が相応しいかも知れません。三者三様のやり方や考え方などが、人それぞれで違うこと、三人の認知症の患者は、三つのさま、様子、形があるということです。

　認知症といっても、多様な症状があります。個人によって大きく違います。症状は複雑で多くの要因が絡み合っていますから「最適解のケアがある」とは言い切れませんが、中核症状を受け止めつつ、行動や心理症状に対して適切なケアを提供することが求められています。

　そこで、なすがまま、あるがままの本人を受け入れて、医師はむろんのこと、家族などの支援を受けながら症状に応じたケア実践をしていくことも看護師の主要な仕事の1つです。

認知症の現状と未来予測

６５歳以上の認知症高齢者数と有病率
→２０１２年４６２万人・高齢者の約7人に１人（有病率１５％）

→２０２５年**約７００万人**･高齢者の**約５人に１人**と推計

介護が必要（要介護）になった主な原因で
２番目に多いのが「認知症」

・「脳血管疾患（脳卒中）」が17.2％
・「認知症」16.4％
・「高齢による衰弱」13.9％
・「骨折・転倒」12.2％
・「関節疾患」11.0％
・「心疾患（心臓病）」4.7％
・「その他・わからない・不詳」２４.６％

介護が必要になった要因（男女別）

・男性でいちばん多いのが「脳血管疾患（脳卒中）」で２６.３％
・女性でいちばん多いのが**「認知症」で17.6％**

※出典：内閣府・平成29年版高齢社会白書より

２ 認知症は誰にでも起こりうる病気【認知症の基礎知識】

認知症は遺伝によるケースもあります。認知症は高齢者が罹病するものと思っている人があるかもしれませんが、働き盛りの世代でも認知症を発症するおそれがあります。今でも、近未来においても、〝認知症は誰にでも起こりうる病気〟なのです。

したがって、認知症のケアは病気のケアであり、若年者も罹病しかねない病気ですからケアの主体は病気と向き合いつつ、ケアを専門としている看護師が主たるケア担当でなければならないということになります。

認知症には次のような類型があり、それぞれ特徴があります。

(1) アルツハイマー型認知症

新しいことを記憶することができない。直近の出来事を思い出せない。時間や場所がわからなくなるなどが主たる特徴です。

最も多いパターンは、記憶障害から始まる場合が多く、他の主な症状としては、段取りが立てられない、気候に合った服が選べない、薬の管理ができないなどです。

(2) レビー小体型認知症

幻視と異常行動が特徴です。

実際には存在しないものが存在するかのように見えることを幻視と言います。そこにいない人が見えるなどというものです。

異常とは、通常とは違っていることですが、並外れたところもある様も異常と言います。例えば、眠っているときに怒鳴り出すとか、奇声をあげるなどといった症状が特徴です。

幻視や筋肉のこわばり（パーキンソン症状）などをともなう場合もあります。

（3）血管性認知症

脳梗塞や脳出血、くも膜下出血などによって発症する認知症です。

脳梗塞や脳出血、脳動脈硬化などによって、一部の神経細胞に栄養や酸素が行き渡らなくなり、神経細胞が死んだり神経のネットワークが壊れたりします。脳血管障害の部位に応じた症状や言語障害、認知機能低下などが現れやすく、アルツハイマー型と比べて早いうちから麻痺による歩行障害も出やすくなります。

（4）前頭側頭型認知症

会話中に突然立ち去る、万引きをする、同じ行為を繰り返すなど性格変化と社交性の欠如が現れやすいという特徴があります。

認知症のほとんどを占めている類型は、（1）アルツハイマー型認知症、（2）レビー小体型認知症、（3）血管性認知症の3つです。この3つを三大認知症と言います。

認知症の患者をケアする基盤としては医学的知見が求められることがわかると思います。


認知症の症状があっても、もとの病気を治療することによって治ることがあります。病気を早期発見し、病気の早期治療が大切です。

「認知症かな？」と思ったら、看護師の知見を駆使しつつ医師との連携が重要です。そこで専門医の出番となります。

③ 認知症と加齢によるもの忘れの違い

認知症の類型、症状について理解促進していただきましたが、認知症とは何でしょうか。

認知症は、何かの原因によって脳の神経細胞が壊れたり働きが悪くなったりしたために起こる状態を言います。認知症が進行すると、理解する力や判断する力が徐々になくなっていきます。その結果として社会生活や日常生活に不具合や支障が出てくるようになります。

認知症と似て非なるものがあります。それは、加齢によるもの忘れです。加齢によるもの忘れは、加齢とともに、もの覚えが悪くなったり、人の名前が思い出せなくなったりします。

認知症と加齢によるもの忘れを対比してみます。

①脳内変化

・認知症は、脳の神経細胞が変性あるいは脱落したことによって起こるものです。

⇔

・加齢によるもの忘れは、脳の生理的な老化によるものです。

②症状の進行

・認知症は、徐々に進行します。

⇔

・加齢によるもの忘れは、進行は緩やかです。

③日常生活の支障の程度

・認知症は、支障をきたします。

⇔

・加齢によるもの忘れは、ほとんど支障をきたしません。

④判断する能力

・認知症は、低下します。

⇔

・加齢によるもの忘れは、ほとんど低下しません。

⑤自覚の程度

・認知症は、忘れたことに対する自覚がありません。

⇔

・加齢によるもの忘れは、忘れがちなことを自覚しています。

⑥体験知

・認知症は、体験したことがなかったかのように思っています。

⇔

・加齢によるもの忘れは、体験したことの一部が思い出せません。

そこで、⑥の場合、体験したこと自体を忘れてしまったとか、もの忘れの自覚がなかったなどという状況の場合は、認知症を発症している可能性があります。
また、⑤の場合、すべて自覚がない場合には認知症による場合かもしれません。たとえば、高齢者施設のグループホームにおける「朝ごはん」を食べたかどうかを見てみましょう。

認知症の入居あるいは入所者は、朝ごはんのメニューをすべて忘れているとか、朝ごはんを食べたこと自体を忘れている場合があります。

もの忘れの自覚があるかないかも認知症の特徴的な症状です。さらに、大事なものを誰かが盗ったなどと、身近な人を疑うことがあります。

①から⑥の対比でわかると思いますが、認知症には専門能力を有する専門職によるケアが必須なのです。

たとえば、脳科学に対する知識や脳の疾病に対する知見や体験知が欠かせません。さらに、本人の体験知を呼び起こすために、あれこれヒントを出すことの是非に対する心理学的知見も必要になります。

認知症は、病気です。老化によるもの忘れは、脳の老化によるものです。それゆえに、認知症のケアは、診療の補助業務を担当し、療養上の世話を実践している看護師が適任なのです。

4 認知症とはどのような症状なのか

認知症の状態は、大雑把には、記憶や判断力の障害により、生活に支障をきたす状態です。最近は、若年性認知症が課題になっていますが、認知症は老いにともなう病気の一つと位置付けられてきました。高齢化の進展とともに、高齢社会が出現し、それにともない認知症患者は増加しています。

65歳以上を高齢者（前期高齢者は65歳以上、後期高齢者は75歳以上）と呼称しますが、7人に1人程度発症していると言われています。

（1） 軽度認知障害（MCI）

年齢を重ねるほど発症する可能性が高まり、今後も認知症の人は増え続けると予想されています。

そこで、軽度認知障害（以下ＭＣＩ）です。Mild Cognitive Impairment のことです。正常と認知症の中間とも言える状態です。日常生活への影響はほとんどないこともあり、明確に認知症と診断することができません。

ＭＣＩの人のすべてが認知症を発症するということではありません。ＭＣＩの人のうちで年間にすると1割程の人が認知症に移行すると言われています。

（2）不具合や支障が出ている状態

加齢によるもの忘れから、思い出したいことがすぐに思い出せなかったり、新しいことを覚えるのが困難になったりしますが、「認知症」は、「加齢によるもの忘れ」とは違います。

認知症は、脳の細胞が壊滅し、または機能が低下することによって、主として記憶と判断力に障害が起こるというものです。社会生活あるいは対人関係に不具合や支障が出ている状態が継続している（およそ6か月以上）状態にある者です。

意識障害とは、意識の損なわれた状態です。昏睡、昏迷、昏蒙、傾眠などの覚醒の障害に加えて、譫妄、朦朧状態など意識内容の変化の諸段階を含みます。それぞれの言葉について、広辞苑と医学用語から見ていきましょう。

①意識障害は、知覚、思考、注意、認知、判断、記憶などの精神活動の障害で、一過性のものと持続性のものがあります。

②昏睡状態とは、医学的には、外的刺激に覚醒不能、種々の反応がまったく見られない状態のことです。これより障害が重く、刺激してもなかなか目覚めない状態は嗜眠（しみん）です。

③昏迷は、自発的な身体的・精神的表出を欠いた状態、感情や言語の表出や行動がまったくな

くなった状態です。

④昏蒙は、意識は保たれているものの、異常に長く深い睡眠に陥った状態で、強い刺激を与え、大声で繰り返し呼びかけると、一瞬だけ目を覚ますなどの反応がある意識障害です。

⑤傾眠は、放っておくと眠り込んでしまいますが、叩いたり声をかけられたりすれば目を覚ます状態です。これより障害が重く、刺激してもなかなか目覚めない状態は嗜眠と言います。

⑥譫妄状態は、意識混濁に錯覚、幻覚（主に幻視）、精神運動興奮（理解力、判断力が低下しており、落ち着かず、些細なことで興奮しやすい）状態が加わった精神症状です。

⑦意識の広がりの障害（意識野の狭窄）は朦朧状態と言います。突然意識が変わった状態となり、暴れたり、一見まともな行動をした後でまったく覚えていないといった症状を示します。

5 認知症に特有の2つの症状

認知症には、特定の症状があり、主に中核症状と行動・心理症状（ＢＰＳＤ）に分けられます。

ＢＰＳＤとは「認知症の行動と心理症状」を表わす「Behavioral and Psychological Symptoms of Dementia」の頭文字を取ったものです。

（1）中核症状

中核症状とは、脳の神経細胞が壊死することによって直接発生する症状です。周囲で起こっている現実を正しく認識できなくなります。

次のように、記憶障害、見当識障害、理解・判断力の障害、実行機能障害および感情表現の変化があります。

①記憶障害

記憶を更生する４つの過程（記銘、保持、再生、再認）のいずれか、または、すべてが正常に働かない状態です。

新しいことが記憶できない、ついさっき聞いたことさえ思い出せないなどです。病気が進行すると覚えていたはずの記憶も失われていきます。

たとえば、アルツハイマー型認知症の典型的な兆候は記憶障害です。記憶は新しいことを覚える「記銘」、頭の中に覚えたことを保存しておく「保持」、必要なときに思い出す「想起」などの手順があり、認知症の初期には記銘の問題が起こりやすくなります。出来事の記憶は失われがちですが、楽器の演奏など体で覚えた記憶は長く保たれます。

②見当識障害

見当識は、指南力とも見当感とも言います。現在の年月や時刻、自分がどこにいるかなど基本的な状況を把握することです。

時間や季節感の感覚が薄れます。迷子になったり遠くに歩いて行こうとしたりするようになります。病気が進行すると、自分の年齢や家族などの生死に関する記憶がなくなります。

③理解・判断力の障害

理解とは物事の道理を悟り知ること、つまりは物事がわかることです。人の気持ちや立場がわかることです。

判断とは、真偽、善悪などを考えて定めることです。ある物事について、自分の考えをこうだと決めることとあるいはその内容です。

思考スピードが低下して、２つ以上のことが重なると話している相手が誰かわからなくなるなど考え分けることができなくなるほか、些細な変化やいつもと違うできごとで混乱をきたすなどの症状が起こりやすくなります。

たとえば、倹約を心がけながら、必要のない高額商品を購入したり、自動販売機や駅の自動改札・銀行ATMなどの前でまごついたりしてしまうようになります。

④実行機能障害

実際に行なうことが実行です。実行するための機能に障害が生じることが実行機能障害です。目的を達成するための行動ができないことです。順序立てて行動できなくなることです。テレビやエアコンのリモコンが使えないなどというのも症状の1つです。

予想外の変化には柔軟に対応できないなど物事をスムーズに進められなくなります。季節に合わない服を着るのは、季節や時間の感覚が薄れる見当識障害、不自然な行動や些細なことで混乱するのは理解・判断力の障害、料理の味付けが変わった、物事の段取りがうまくいかないなどが実行機能障害です。

⑤感情表現の変化

物事に感じて起こる気持ちを感情と言います。外界の刺激の感覚や観念によって引き起こされる、ある対象に対する態度や価値づけです。快・不快、好き・嫌い、恐怖、怒りなどです。

表現とは、心理的、感情的、精神的などの内面的なものを、外面的、感性的形象として客観化することです。また、その客観的形象としての、表情・身振り・言語・記号・造形物なども表現です。

その場の状況がうまく認識できなくなるため、周りの人が予測しない、思いがけない感情の反応を示すようになります。

⑥「失」症状

失行、失語および失認の3つが「失」症状です。

失行は、運動機能に障害がないのに、服を普通に着られない、使い慣れた家電が使えないなど、今までできていたことができなくなることです。

失語は、聞いた言葉は理解できても、言いたいことをうまく話せない（運動性失語：ブローカ失語）、話すことはできるものの相手の話が理解できない（感覚性失語：ウェルニッケ失語）、名称を間違える（錯誤）などです。

失認は、近くにあるものが見えない、人の顔や遠近感がわからないなど、さまざまなことを認識できなくなります。

（2）BPSD（行動・心理症状）

中核症状と違いすべての人に見られるわけではありません。うつ状態になる、親族が財産を狙っているなどと疑う、夜中寝ないで騒ぎ家族を起こす、物事に異常にこだわるなど、認知症の人の家族がよく悩まされるのが行動・心理症状（以下、ＢＰＳＤと表記）です。

ＢＰＳＤは、脳の機能が低下し生活が不自由になることによって生じる混乱や、周囲の環境などによって引き起こされる症状です。

ＢＰＳＤには、性格や環境、人間関係などが影響するため、症状の現れ方や度合いは人によって異なります。

中核症状とＢＰＳＤは別々に現れるわけではなく、中核症状がベースにあり、その上でＢＰＳＤが起こります。

たとえば、どこかにしまったものを忘れてしまう、これは中核症状（記憶障害）です。中核症状に、自分の非を認めたくない気持ち、家族や他者に対する被害意識などが加わるとＢＰＳＤが現れます。たとえば、同室の者が財布を盗ったなどというＢＰＳＤが現れます。

そこで、ケア実践には、患者をよりよく理解し、環境や人間関係など症状の原因となっていることを変えることです。

本人がもともと持っている性格や環境、人間関係などさまざまな要因が絡み合って起こる、うつ状態や妄想といった心理面・行動面の症状です。

①ＢＰＳＤの心理症状の中身

心理症状は以下のようなことです。

・抑うつ………自信を失い、意欲や気力が低下します。落ち込みます。

・幻覚………実際にはないものが見えます。実際にはない音が聞こえます。
・興奮………唐突に興奮して怒り出します。騒ぎます。大きな音を立てます。
・不安／焦燥…不安や焦燥をおぼえます。状況と現実のずれに戸惑うからです。
・妄想………物を盗まれたと思い込むなどです。もの忘れと被害意識が複合するからです。
・せん妄……意味不明の言動をとります。意識が混濁し幻覚を見るからです。
・人格変化……性格が強くなることも、変わってしまうこともあります。

②ＢＰＳＤの行動症状の中身

行動症状は以下のようなことです。

・多弁／多動…じっとしていられなくなります。何時間もしゃべり続けます。
・暴言／暴力…暴力をふるい、物を壊します。周囲の人に暴言を吐いたりします。
・失禁／弄便《ろうべん》…トイレ以外の場所で排泄してしまいます。便をいじくりまわします。
・徘徊………家に帰りたいなど本人なりの目的を持ち歩きまわります。
・睡眠障害……不眠、中途覚醒などで昼夜逆転します。レビー小体型認知症ではレム睡眠行動障害が見られます。
・食行動異常…異食・過食・拒食などです。食べ物ではないものを食べる異食、必要以上の量を食べる過食、食べなくなる拒食などです。

6 認知症ケアの基本中の基本

認知症患者にしてはいけないことがあります。認知症ケアの基本中の基本は、患者が不安になるような言動を避けることです。静かな環境を整えることが認知症ケアには必須です。認知症患者の気持ちを落ち着かせることが大事であるということです。

患者を威嚇するとか怒鳴るなどはケアにとって厳禁です。大きな声を出す、騒がしくするなどは認知症患者の不安感を高めてしまいます。なぜでしょうか。ＢＰＳＤに関わるからです。認知症患者には、大きな声がすることも、騒がしいことが理解できないとか理由がわからないとなると自分に何か不都合があるのか、自分に原因があるのかと不安になるのです。

後ろから急に声をかけたり、肩を叩いたりすることもタブーです。びっくりして転倒しかねないからです。

多くの人は、なじんだ場所で、使い続けている物に囲まれて暮らすほうが落ち着くのではないでしょうか。認知症患者は新しいことを受容し難いのです。

認知症患者を否定する言動は避けることです。失敗を責めることも避けたいことです。失敗を頭ごなしに叱ってしまうなどというのは負のケアです。

7 認知症ケアは〝統合的人間学〟の実践である理由

看護は、患者一人ひとりに対して全人的なお世話をします。

細やかな心くばりと具体的な援助行為によって、患者を励ましていきます。予防と治療、そして日常の健康管理など患者の全生活に関わって支援します。

こうした看護は、人間の生き方をまるごと（ホリスティック、Holistic：全体的）にとらえています。

まるごと理解するためには、医療の知識を駆使しつつ心理的精神的な配慮をしながら、個々人の感覚的世界の全体を、統合的に把握することです。その意味では看護学は統合的な人間学です。

●看護師のユニフォームには修道院の精神が継承されている

聖書物語には「良きサマリア人」の話があります（新約聖書、ルカ10、30～35）。

サマリアの人が、強盗に襲われた旅人を助け、ねんごろに癒してあげた隣人愛の物語です。

この隣人愛の精神が、中世の修道院の活動にも受け継がれ、現在も看護師のユニフォームに修道院の精神が継承されています。

良きサマリア人の隣人愛は5つあります。

第1に自発的な行為です。一方的な命令や義務感や責任を感じて行なったのではありません。自分自身が自らの心を動かして、自発的に思い立った行為です。

第2は、愛情を持ってよく相手を「看る」ことに徹しています。相手をよく看るというのは、外から観察するとともに、その人の心の中に入って共感することのできる感性を持っていたからです。

旅人を冷静に観察するというだけではなく、相手に関わって心の中で触れ合うという関係を創っています。相手の気持ちになっていると言ってもよいでしょう。

心の底から共に生きていることを感じ合える愛情があってこそできることです。よく看ることとは、こうした人間関係を深め、愛を創造していく能動的な行動になっていきます。

第3は、自分が隣人になるという行動をしています。「ともにいま、ここにいる」という実感を共有することです。隣人の存在を知るといった「観念」の世界だけでは、関係を持つという行為を頭の中で考えているだけで、実際の行動には結びつきません。

頭で想像した隣人があるという愛ではありません。ともに全身が響き合うような生命の躍動を感じ合っていることなのです。いわば人間存在を共有することです。

第4は、共にいるという心の触れ合う関係がさらに深まり、お互いの心が平和になっていきます。

共にいるという共感によって心の動きが変化します。心の動きは共感することによって、お互いが心から癒され、平和な心境を創り出すようになってきます。それはお互いが生きる意味を見直す機会を持つことになります。言うならば、人生観を変化させる出来事に遭遇したのです。第5は、隣人愛は相手を選びません。愛は差し出す相手を選んだりはしません。命の尊さを熟知した人の隣人愛の行為には区別や境界はありません。

自分にとって利益になる相手であるとか、相手は自分をどう思っているかなどの邪推はいりません。純粋に生命に関わっています。

看護の実践は、隣人愛の業です。かけがえのない生命を守るために、病気と向き合っている人と関わりながら、具体的、個別的、即時的に生活の統合的支援をしていく活動です。いわば、統合的人間学の実践です。空気の調整、身体の清拭、介助、食事の世話、静けさの環境整備、心の不安さの相談、癒しのはたらき、治癒活動への計画と支援、社会復帰への援助、家族や地域社会との連携など統合的に関わっていく行為です。

したがって人間の全存在に直接関わる業であり、全人的関係を持つ尊い仕事だ、と言い切ることができます。

隣人愛の行為は、患者を中心にして、必要に応じて他の医療関係者と協働することや、新しい技術や社会資源の活用、健康社会の創造へとかき立てていく行為です。

看護は単に治療の補助的な役割ではなく、グローバルな健康世界をイメージしながら、人間愛の社会実現をめざした業でもあります。

8 認知症ケアに必要な看護師の感受性

看護は臨床科学です。しかし、同時に感受性のアート（芸術）でもあります。看護には、人と人との個別的な一回性の出会いがあります。再び同じことが生じるとは限りません。アートとはこうした個別的で即時的で一回性があり、具体的で関係性の中で生じる人間関係の変化の業であります。

看護の特徴としての個別性、即時性、具体性、一回性、すなわち関係性の変化を生じさせるためには、看護師側の感受性が敏感であることが望まれます。

感受性は人間の五感すなわち視覚（眼）、聴覚（耳）、味覚（舌）、嗅覚（鼻）、触覚（皮膚）の働きによって生じます。同時にこれらの五感覚が相乗的に作用します。人間関係の中で共響するのは、共通に持っているこれらの感覚器官が共に響き合うはたらきによって生じるわけです。

それにはこちらから感受性を敏感にして関わる必要があると言えるでしょう。「命」を直視している患者は感受性が鋭く、看護師も感受性を豊かにして向き合わないと関係が生じませんし、看護の技術的援助も十分にできません。感受性は心と心とが共に響き合う共響的関係性を創造します。

「共響」とは何か、私は音叉の例で説明したいのです。無伴奏のアカペラの合唱には最初に音程を示すために音叉を軽く叩いて音を出します。その音に共鳴して音を調整します。合唱には普通Aの音叉を用います。Aの音叉が響きますと、もう一つのほうのAの音叉は叩かなくともその響きに呼応して自然と鳴り出します。共響するわけです。

それは共鳴とか共振と言う現象です。相手の音叉が響いてくると、自分の音叉は共響します。沢山の音叉があれば、それだけ相手の響きと共鳴しやすいわけです。そして、こちらの響きも相手に伝わります。音叉の共振現象と同じように、人間関係の心の共振れという関係性は、こちらの共鳴の音叉を相手の心に響かせることによって実践できるのです。つまり感受性が豊富であればあるほど共響しやすいのです。

「看護」という字は、目の上に手を当てて凝視して護ると書きます。

どうして目の上に手を当てて看るのでしょうか。それはよくよく患者を注視するというだけではありません。一人ひとりのかけがえのない生命を心して看るためです。心して看ることは同時に護ることであります。

大切な命と対峙し、回復に向かって努力している患者の心の近くにいて、共に響く感受性をもって関わるのです。

患者は「生命」を他人に代理してもらうわけにはいきません。代替の生命回復などというのはありません。看護は患者の真剣な状況に接するわけですから、傍観者のような態度では看護師の役割を果たせません。

また、どんなに科学的に客観的に症状を説明しても患者には通じないことがあります。患者には心の余裕がないことがあります。このような場合、科学的態度よりも、患者の気持ちを汲み取る感受性が必要なわけです。

健康なときにはあまり関心がなかった「生命」の問題が、いま目の前にあって自分から避けることができないでいる患者の戸惑い。当惑した心理状態、心身の不都合さ、病気という不条理なものを抱えた患者、その心に関わりながら支援していくのが看護の仕事ですから、食事の世話や清潔さなど、生活全体にも注目します。単に治療の医学的補助をしているのではありません。

患者の中には、自分の病気を科学的に客観的に知ることによって納得する人もいます。冷静な態度で自分の命を見つめる人もいます。

しかし、実際は自分にとっての病気は自分と切り離せませんし、自分の心の中で葛藤しています。

病気が引き起こす患者の気持ちは、外面上は冷静さを保っていても、心の中は不安や恐怖の心理的荒波が怒濤のように波打っています。

看護師は患者のもっとも近いところに立つ独特の立場にいます。病院生活の日常的支援、空気、陽光、暖冷さ、静けさの確保など、直接に関係のない仕事に見えるものが、実はもっとも患者の近くにいる仕事なのです。

そして、「いのち」との葛藤の中にいる患者に対して、慰めと癒しと励ましが得られるように支援しているのです。だから患者の心と共響することができるのです。

患者一人ひとりは個性を持っています。それぞれに違いますから、看護師の働きも個別的で独自性を持ち、即時的な共感的な経験を共にしながら、看護を進めていくわけです。

第2章
看護師に求められる認知症ケアの原則

1 認知症ケアにおいて看護に求められる原則は2つある

世の中のあらゆる事象には原則があります。問題や疑問を解決しようとすれば、目先の事柄のみに目を向けるのではなく、常に原則に立ち返って状況を分析する思考や行動が必要です。

原則というのは、身近なところでは、看護基準や看護手順、あるいは看護部や病院の理念や方針です。迷ったときはそれらにあたるのが基本です。すべての看護業務の基盤となる看護の原則について振り返ってみましょう。

（1）看護の語源

手と目を合わせた字で、手を目の上にかざしてよく見ることを表し、見守る、見張るが看です。護はまもることを意味し、手で包むように持ってまもることが成り立ちです（学習漢字辞典、小学館）。

看護とは、「けが人、病人を介抱し、世話をすること」（国語辞典、岩波書店）、あるいは「けが人や病人につきそって、手当てや世話をすること」（国語辞典、学習研究社）と定義されています。

看護は、個人や家族、地域社会が最大限の健康を維持し、できる限り質の高い生活ができることを目的とした支援的活動です。

(2) 看護とは Nursing か

私たちは「看護」という日本語と合わせて、「ケア」や「ナース」といった外来語も日常頻繁に使用しています。それらの言葉が本来どのような意味を持ち、どのように使われているのかを改めて確認してみましょう。

看護を学問的に支えるのが看護学です。看護学は、医学や哲学など他の学問領域の知見や、世界観・価値観など文化的な背景を踏まえて、人のよりよい生に関わっていくための知識や技術、さまざまな看護理論を発展させてきています。

看護理論およびその他の知見は看護の根拠や基盤となって、看護の発展に寄与しています。

①Nursing……看護を生涯の職業とする場合を表現する

例:Notes on Nursing: What It Is and what It Is Not.

By Florence Nightingale.

(看護覚え書—看護であること・看護でないこと— フロレンス・ナイチンゲール著)

医師にとっての「ヒポクラテスの誓い」と同じように、戴帽式や卒業式において、ナイチンゲール誓詞により誓いをたてた看護師は多いと思います。

ナイチンゲール誓詞(Nightingale Pledge)は、1893年、アメリカ合衆国ミシガン州デトロイト市にあるハーパー病院(Harper Hospital)のファランド看護学校、校長リストラ・

グレッター（Lystra・Gretter）夫人を委員長とする委員会で、ナイチンゲールの偉業を讃えて作成されたものです。ナイチンゲール誓詞は、ナイチンゲールの看護に対する精神を基とし、医学に携わる看護師としての必要な考え方、心構えを示したものです。

②Attendance……医師や看護師が病人の世話をすることを表現する

例：Attendance on ……（○○さんの世話、看護）

ケアには、弱者、患者、障害者の世話をして「あげる」といった強者からのサービスというニュアンスがあるという観点から、アメリカの障害者福祉の領域では、care ではなく、attendant service といった表現を使っていますし、看護でも　care giving とか、caring といった表現を使用する場合があります。

③Observation……看護を受けている人を表現する

例：Observation watching（看護）

④Patient……医者にかかっている病人を表現する

例：the Rights of the Patient（患者の権利）

⑤Case……修飾語をともなって患者を表現する

例：The serious case is now safe（重病の患者はもはや危険な状態を脱した）

⑥Sufferer……病人や患者を表現する

例：A sufferer from rheumatism　（リューマチの患者）

⑦Practice……患者を集合的に指して表現する

例：a doctor with a large practice（患者の多い医者）
⑧Nurse……看病をすることを表現する
例：Nurse a patient with great care（患者を手厚く看護する）
⑨Care……世話をすることに焦点を当てて表現する
ケア（care）は、広義では、乳幼児の世話からペット、衣服の管理まですべてケアと呼ぶように、世話や配慮、気配り、メンテナンスなどをすることです。狭義では、看護、介護のことを言います。ただし、看護におけるケアは「看護ケア」というのが通常です。

看護師が実践する認知症ケアの意味合いは、Attendance、Case、Nurse および Care です。

（3）「看護」の原則

認知症ケアに関して看護に求められる原則は2つあると思います。

1つは、**「看護はその場かぎりではない」**ということです。

看護には、出会いから別れまで関わり続けることが求められます。認知症患者の進行を緩やかにするなど進行を緩和することはできても、ほとんどの認知症は一生ものです。

2つ目は、**「日々の管理」**です。

人は時としてミスを犯すものであり、ヒューマンエラーは起こりうることですから、それを

認知症ケアの原則

認知症ケアの原則1

Chain of event
～関わり続けること

認知症ケアの原則2

We all mistakes sometime.
～ヒューマンエラーは起こりうる

前提とした管理、つまりは安全管理は認知症ケアの原則として欠かすことができません。

徘徊による事故を防止するためにも日々の安全管理の視点が極めて重要です。認知症ケアを専門にしている認定看護師のみならず、すべての看護師はこのことを日々の認知症ケアの根底におくべきです。


この2つの原則は、看護を取り巻く環境がどのように変化しても、決してゆるがない事実であると思います。

それをベースにした上で、時代の要請に従って変わっていく部分もあります。

たとえば、わが国の平均寿命は飛躍的に長くなり、世界でも有数の長寿国となりました。しかし、平均寿命の伸びに対して健康寿命の伸びはさほどではありません。

ADL（Activities of Daily Living）やQO

L（Quality of Life）の維持や対応は認知症ケアの主要な対象です。

認知症患者に多く見られることですが、入院することでＡＤＬが低下していくという事実がありります。それを防ぐためには、入院前のＡＤＬやＱＯＬを把握し、患者や家族が予防的見地に立って日常生活を送る力（セルフケア：Self care）を維持しつつ、ＡＤＬやＱＯＬを低下させない関わりが求められます。

② 認知症患者の生活の質改善にはアウトカム・スタディが重要

看護では通例、Outcome の設定などというと退院を意識して使用しています。Outcome は外に出て来るもの、つまり結果や成果です。結果や成果を表わす Result という言葉がありますが、Outcome は Result よりも強い意味合いがあります。Learn は、覚えるや習得するという結果的な意味があり、Study はそのために努力して習うという意です。

ＥＢＭ（Evidence-Based Medicine：根拠に基づいた医学）によって、認知症患者の生活の質改善活動をどのようにするかという観点から outcome study（アウトカム・スタディ）は重要です。

診療や看護を説明できる方法としてアウトカムの測定方法を開発する必要があります。将来的にはアウトカムと関連づけられる診療報酬を制度的にも考える必要があります。よりよい診療や看護を実践している場合は、よりよい収入が得られるという制度に改善していくことが必要でしょう。

認知症ケアに関するマネジドケアの主たる対象は、ケアの質およびアウトカムです。マネジドケアに対してお金の節約に焦点を当てると料金が安くなるとアウトカムは悪くなりかねませんし、患者の満足度も下がることになります。

医療全般でアウトカムの重要性が十分に理解されているとは言えないのが現状ですが、認知症に対して、医師や看護師など臨床に携わる者が自分たちはどのようなキュアやケアをしているかということを、さまざまな立場の人に説明をするツールとしてアウトカム・スタディは大切なことです。

アウトカム・スタディというと、退院後の日々の過ごし方に関する患者への教示や学習という意味がありますが、看護師にとっても、アウトカム・スタディは欠かせません。

それは、病診連携、病福連携という考え方が一般的になりつつあるからです。外来の看護師であれば、病棟でのアウトカムを踏まえて、在宅の療養がさらによいアウトカムを生むようなプレゼンテーションが求められます。

さらにその患者が介護施設に入所する等の場合、福祉サービスを利用するのであれば、外来でのケアや入院中のケアにおけるアウトカムを福祉サービスの担当者に引き継ぐ必要があります。これは「Chain of event ～関わり続けること」です。

③ 認知症の主要な原因疾患の症状に対するケア

認知症の主要な原因疾患の症状について、最新老年看護学第３版第７章「認知症高齢者の看護」（２８０頁～２８１頁）から引用します。

（1）アルツハイマー型認知症（ＡＤ）

アルツハイマー型認知症は、側頭葉内側部の海馬などアミロイドβ蛋白（Ａβ）の蓄積、タウ蛋白の蓄積による神経変性である。

看護師は、「できていたことができなくなってしまった」という本人の心理を理解して、本人と家族に、記憶障害が出てきても全人的存在の意味は変わらないことをケアを通じて伝え、メモを使った確認行動の強化、代替手段の提供、積極的な環境修正で失敗体験を減少させる。

（2）レビー小体型認知症（ＤＬＢ）

レビー小体型認知症は、脳幹、自律神経症、後頭葉にレビー小体が出現するが、際立った脳萎縮はないことが特徴とされている。

看護師は、丁寧な説明、本人のペースを中心にすることが重要である。また、起立性低血圧、食後性低血圧、便秘など自律神経症状も現れるため血圧の観察や排便調整は重要である。

（3）前頭側頭型認知症（FTD）

前頭葉、側頭葉が限局して障害される変性疾患で、DSM―5では行動障害型、言語障害型に分類される。行動障害型では、前頭葉の後方をつかさどる抑制機能が障害されることで、脱抑制（衝動的、無礼な行動）が現れる。言語障害型では左側優位の前頭葉下方、側頭葉の障害により失語を呈する。行動障害型・言語障害型ともに日常性生活動作は保たれていることも特徴と言える。

看護師は、手を叩き続ける、一定時刻に必ず外へ出るなどの常同行為に対しては、その行動がどのような問題につながるかを判断し、一方的に阻止するのではなく、手を叩くときには歌を歌い、運動を加えて健康な生活づくりに組み込むなどの工夫が必要である。

（4）血管性認知症（VD）

血管性認知症は多発性脳梗塞などの脳血管性疾患と時間的因果関係があり、アルツハイマー型認知症などの変性疾患とは異なり、血管性疾患危険因子に対する管理を早期に指導することで、進行が抑制できる。

看護師は、生活援助では、まず高血圧、脂質異常などの脳血管疾患の再発を予防するための生活管理が重要である。また、納得のいく説明や、敬意を払ったかかわりなどは理解できるので、信頼できる人間関係づくりが重要となる。

これまで体験したこととして次のようなことがありました。

アルツハイマー型認知症では、意欲低下、うつ、妄想、幻覚、徘徊、興奮などBPSDが多く認められます。妄想は半数以上の患者に認められるとされますから、財布や通帳、印鑑などを盗られたと訴える〝物盗られ妄想〟が多く見られます。疾患が進行するにつれて、徘徊、興奮などが目立つようになります。

レビー小体型認知症は、認知機能の変動（悪くなると話が通じなくなり、周辺環境の理解もできなくなるなど）、幻視、妄想、パーキンソン徴候が見られます。幻覚・妄想は、中核症状です。

前頭側頭型認知症は、衝動的・本能的に行動する脱抑制の状態がみられます。毎日決まった時間に決まった行動をとるといったような常同行動が生じますし、集中力に欠き、行為を持続して続けることができなくなる状態が生じます。

血管性認知症は、アパシー（自発性が欠落した状態）、感情失禁が見られます。また、記憶障害が目立たないために、良かれと思って行なったことが本人には不快な体験として残り、行動を難しくしてしまいます。

第3章
「看護師である前に一人の人間であれ」が認知症ケアの基盤

1 認知症ケアを実践する際に求められる姿勢

認知症は病気です。

患者の診断と診療は医師の仕事、患者の療養上の世話および診療の補助は看護師の仕事です。

認知症のケアは看護師の役割です。

①認知症ケア
看護師は、患者に対して嫋（たお）やかで「安」に心を籠めたケアが求められています。「たお」は「たわむ（撓）」の「たわ」と同源です。

姿・形・動作がしなやかでやさしい様です。「安」に心を籠めるとは、安心、安楽、安全、安堵、安逸なケアのことです。

②クリニックに対する想い
クリニックは古代ギリシャ語、寝台やベッドのことです。認知症患者に対するケアはベッドサイド、つまり寄り添う看護なのです。

医師の誓いとして良く知られている「ヒポクラテスの誓い」のヒポクラテスは、古語がクリニックです。

そこで、認知症患者に対するケアは個人の尊厳を損なうことがあってはならないのです。職業観として看護倫理を逸脱してはならないということです。

③認知症患者と『わゐゑをん』の関係性を築く

「わゐゑをん」とは、次のことです。

「和」…………睦まじい気分で接することです。

「為（ゐ）」……患者のために役立つことです。

「恵（ゑ）」……真理を知り、看護理論をベースに科学性を追求したケアを実践することです。

「を」…………「てにをは」の意味です。つじつまが合う虚偽や隠ぺいのないケア、根拠が明確なケアを実践することです。

「ん」…………「終わりなんとす」という意味です。法律やルールで「できんものはできん」、コンプライアンスを遵守することですし、しなければいけないことはする、手抜きがあってはならないということです。

④日々、些細なことに目配り、凡事徹底する

認知症ケアには見て見ぬことがあってはならないということです。

認知症ケアには些細なことであっても重要なことがあるという姿勢が求められます。些末のことを蔑ろにしてはならないのです。

認知症ケアを実践する看護師にとって一読したい書を紹介しておきます。

◎『臨死のまなざし』（立川昭二北里大学名誉教授著／新潮文庫）

漱石、賢治、鴎外など、近代日本文学のなかに見出される死の情景、死を凝視するまなざしを通して、生と死に関する諸問題を考察した書です（序章・ギリシアの壺絵に／第1章・病いと老い／第2章・死に寄り添う／第3章・「死」体験／第4章・医者の一言／第5章・看護婦の手／第6章・ゆらぐ家族／第7章・変わる病い／第8章・変わる死／終章・現代の民話を）。

本書には主婦のガン闘病記も紹介されています。ガン患者が死ぬたびに死への行列の前が一つ空き、自分が前に押し出されたと感じます。しかし、死が今日でも昨日でもたいして違いはないと思い直します。「ガンと戦う戦士がそんなことで悲しむべきではない」、自分が死んだら和やかでユーモラスな告別式をしてほしいと遺言します。

◎『病状六尺』（正岡子規／岩波文庫）

正岡子規が死の直前まで書き続けた随筆です。子規は、結核のため、7年間も自宅療養の生活を送っています。先に紹介した『臨死のまなざし』の第5章「看護婦の手」は、病気の経験を通じて正岡子規の看護に対して抱いた考え「病状六尺」を紹介しています。

〈看護婦として病院で修業する事は医師の助手の如きものであつて、此処にいはゆる病気の介抱とは大変に違ふて居る。病人を介抱すると言ふのは畢竟（ひっきょう）病人を慰めるのにほかならんのであるから、教へることも出来ないやうな極めて些末（さまつ）なる事に気が利くやうでなければならぬ。

例へば病人に着せてある蒲団が少し顔へかかり過ぎてゐると思へばそれを引き下げてやる。

蒲団が重たさうだと思へば軽い蒲団に替へてやるとか、あるいは蒲団に紐ひもをつけて上へ釣り上げるとかいふやうなことをする。病人が自分を五月蠅（うるさ）がつて居るやうだと思へば少し次の間へでも行つて隠れて居る。病人が人恋しさうに心細く感じて居るやうだと思へば自分は寸時もその側を離れずに居る。あるいは他の人を呼んで来て静かに愉快に話などをする。あるいは病人の意外に出でて美しき花などを見せて喜ばせる、あるいは病人の意中を測つて食ひたさうなといふものを旨くこしらへてやる。

箇様（かよう）な風に形式的看護と言ふてもやはり病人の心持を推し量つての上で、これを慰めるやうな手段を取らねばならぬのであるから、看護人は先づ第一に病人の性質とその癖とを知る事が必要である。けれどもこれは普通の看護婦では出来る者が少いであらう。多くの場合においては母とか妻とか姉とか妹とか一家族に居つて平生から病人の癇癪（かんしゃく）の工合などを善く心得てゐる者の方が、うまく出来るはずである。

うまく出来るはずであるけれども、それも実際の場合にはなかなか病人の思ふやうにはならんので、病人は困るのである。一家に病人が出来たといふやうな場合は丁度一国に戦が起つたのと同じやうなもので、平生から病気介抱の修業をさせるといふわけに行かないのであるから、そこはその人の気の利き次第で看護の上手と下手とが分れるのである。〉

② 看護師が行なう認知症ケアの意義

看護師が認知症ケアを行なうことには意義があります。それは、認知症は病気だからです。

看護師は、患者の身の回りの世話をはじめとして生活へのさまざまな援助、医師の指示のもとに検査・治療・処置・服薬などの治療活動における患者援助にたずさわっています。

看護師は、疾病者や褥婦などの療養上の世話または診療の補助などをすることを業とする専門職です。

①法的根拠

看護師は、「厚生労働大臣の免許を受けて、傷病者若しくはじよく婦（褥婦）に対する療養上の世話、又は診療の補助を行うことを業とする者」（保健師助産師看護師法第5条）です。

看護師は、業務独占および名称独占の専門職です。

医師、歯科医師、看護師・准看護師以外の者が看護を行なうことが禁止されており（業務独占　保健師助産師看護師法第31条）、資格のない者が「看護師」や紛らわしい名称を用いることが禁止されています（保健師助産師看護師法第42条の3）。

看護師には守秘義務が課せられています。正当な理由がなく、その業務上知り得た人の秘密を漏らしてはならない（保健師助産師看護師法第42条の2）、これが守秘義務の根拠です。

②看護師の母

看護の母は、イギリス人、フローレンス・ナイチンゲールです。ナイチンゲールは、生誕1820年5月12日、死没1910年8月13日（90歳）、専門は病院衛生管理です。赤十字勲章（1883年）およびメリット勲章（1907年）などを授与されています。

看護が専門的職業として成立したのは、ここ100年余りのことですが、ナイチンゲールの活躍とともに始まったとされています。

先にも紹介しましたが、ナイチンゲールの偉業を讃えて作成されたナイチンゲール誓詞は、ナイチンゲールの看護に対する精神を基とし、医学に携わる看護師としての必要な考え方、心構えを示したものであり、医師の「ヒポクラテスの誓い」と同様に、看護師には、「ナイチンゲール誓詞」が匹敵します。

③看護師の資格

看護師は看護高等学校（看護科、専攻科の5年間）、看護専門学校、看護短大、大学（看護学部・医学部保健学科など）で合計3000時間以上の養成教育が行なわれています。

卒業すると看護師国家試験の受験資格が得られます。

国家試験に合格すると、申請により厚生労働大臣から看護師免許が交付され、看護師としての活動ができます。

３ 認知症患者の家族に対するケアも大切な看護師の仕事【家族療法についての歴史】

配偶者や両親等親族が認知症を患っている場合、看護師として患者だけをケアしていれば済むということにはなりません。

介護施設のうち、グループホームを利用する条件は認知症を患っていることですし、特別養護老人ホームの入所者の多くは認知症の人です。

介護施設は、認知症を治療することはできませんから、日常生活の介助が役割ですが、介護施設の職員に日常生活の支援を任せっぱなしにしている家族は思いのほかに多いのです。

しかし、病院は治療をするための機関ですから、家族からは治癒までいかないまでも良くなるという快方への想いは強いものがあります。いきおい、看護師に対する期待も大きいものがあります。

認知症患者に対する療養上の世話あるいは診療の補助業務のほか、家族との絆や家族に対する支援は看護師の認知症ケア業務の一環でもあります。そこで、家族療法に関する知見を学び、家族に対するケアも欠かせません。

（１）家族療法

家族療法は患者とともに家族をも対象とする療法です。

家族はもっとも大切な人間関係のひとつで、心の形成にも大きな影響を与えています。そのため家族の問題が心の問題を引き起こす原因となっていることも多く、家族療法では悩みや症状の原因を患者個人だけの問題ではなく、その背後にある家族の問題であると考えます。

そして、患者に加えて家族をも対象として家族関係の改善を行なうことで、根本的改善を図ります。近頃では夫婦間の問題から悩みや症状を引き起こす患者も多くなっていますが、こうした夫婦間の問題も家族療法の対象で、こうした夫婦の問題を扱う家族療法を特に夫婦療法と呼んでいます。

（2）家族療法の歴史

家族療法以前の「カウンセリング」は、パーソンズ（Persons, F.）によって始められた職業指導に端を発します。

当初、心理テストなどのアセスメントを利用し、カウンセラーがアドバイスを行なうというものでした。その後、戦争を逃れてアメリカにやってきた優秀な精神分析家たちの影響で、アメリカでは精神分析が隆盛期を迎えました。その頃、精神分析的アプローチに対する３つのアンチテーゼが提出されました。

第一は、ロジャース（Rogers, C.）の来談者中心療法。

第二が、行動療法。

第三が、家族療法でした。

（3）家族療法の発展

精神医学の分野で、サリバン（Sullivan, H. S.）が、「精神医学は対人関係論である」として、特に、母子相互作用に焦点を当てました。精神分析の領域でも、アドラー（Adler, A.）が人間を社会的存在としてとらえました。個人から対人関係に焦点が移り始めてきた時代、ベイトソン（Bateson, G.）が、ジャクソン（Jackson, D. D.）、ヘイリー（Haley, J.）、ウィークランド（Weakland, J. H.）と共に、家族コミュニケーションの視点から、二重拘束仮説（1956;Double Bind Theory）を発表しました。

これは、家族療法の発展を促す、画期的な研究でした。相前後して、様々の重要な研究が発表されました。

こうして、家族療法の第一世代が輩出しました。１９８０年以後、ホフマンらを中心に家族療法の統合が図られ、また、セカンドオーダードサイバネティクスやオートポイエーシスなど第２・３のシステム理論の観点、社会構成主義の観点を取り入れるなど、様々な発展、変遷を遂げています。

①コミュニケーション派（ＭＲＩ〈Mental Research Institute〉グループ）

アメリカの西海岸に位置するカリフォルニア州パロアルトにＭＲＩがあるところから、パロアルトグループとも呼ばれています。短期療法が生み出す中心的な役割を果たしたグループです。

催眠療法家ミルトン・エリクソンや文化人類学者G・ベイトソンらの二重拘束理論の流れをくむ臨床家たちが発展させました。

コミュニケーションには「内容」とは別の次元で発生するメッセージ（プロセス、メタ・コミュニケーション）があるという前提です。セラピストは主訴の背後に潜む相互関係の機能不全にも気づくように援助することで、表面上の変化（第1次変化）だけでなく、家族システムそのものの構造的変化（第2次変化）を促進させます。家族内すべてのコミュニケーションの質的改善を目指します。

その特徴は、第一にシステム理論、第二にコミュニケーション理論、第三にチーム・アプローチ（複眼視）、3つを挙げることができます。

②神力動的家族療法（アッカーマン・グループ）

MRIのジャクソンと共に、ファミリープロセス誌を創刊したアッカーマンを中心とするグループです。精神分析的な色彩が濃く、精神分析的な個人療法も行なっていました。

アッカーマンの業績は、精神分析、個人療法が常識的であった当時の精神医学界で、家族に焦点を当てて、その必要性を説き、精神分析理論を家族療法の理論へと昇華させたことです。

③世代派家族療法（ボーエン）

ボーエンが、家族療法を体系化したものです。理性と情緒とが十分に分化しているかどうかを重視し、個人が家族から分離しているか、融合しているかを問題にする「家族システム論」を提唱しました。

特徴は、自己の分化、即ち、知性システムと感情システムの分化および融合状態が、分化した人間関係、融合した人間関係を生み、融合状態が世代間に渡り伝達されて症状を形成するという点にあります。個別化と自立性の促進を治療目標とします。

④構造派家族療法（ミニューチン）

ミニューチンのアプローチは、家族システムの構造特性を明確にするところに特徴があります。境界線、提携、権力の3つに注目しています。

ミニューチンの治療は、家族の構造の再構築を促すような介入を行ないます。家族システムにセラピストが溶け込む過程（ジョイニング）を重視し、サブシステムの境界に働きかけ構造変革を促します。

ミニューチンは、母子の共生的サブシステムを解体して、新たに両親のあいだに連合関係（両親連合）を作りあげることが有効だと主張しています。

構造的アプローチは、ミニューチンが貧困家庭のセラピーに従事したことから、非言語的、実効的なアプローチを特色としています。拒食症に対するアプローチには評価が高いものがあります。

⑤ミラノ派（システミック・アプローチ）

ミラノ派のシステミック・アプローチは、１９６７年、精神科医セルビーニ・パラツォーリ（Selvini Palazzoli, M.）が、イタリアのミラノに、家族療法研究センターを設立したことに始まります。

短期療法を生み出した中心的なグループです。ベイトソンのシステム認識論を最も忠実に臨床的文脈に持ち込んだ学派です。症状を個人の異常や障害という視点からではなく家族システムの視点から理解しようと努め、肯定的な意味づけを見出します。

システミック・アプローチは、症状が家族システムの維持に肯定的役割を果たしていると認めて、家族に対しても現状の維持（症状が続くこと）を勧めます。家族は困惑します。動揺こそが固定し繰り返されてきた家族の関係や交流のパターン（悪循環）を壊し、新たな家族システムの再編成を促すきっかけになります。

⑥問題解決志向アプローチ（Solution focused approach）

スティーヴ・ド・シェイザー（de Shazer, S.）、インスー・キム・バーグ（Berg, I. K.）らによって提唱されてきた短期療法のアプローチです。

アメリカのミルウォーキーにあるＢＦＴＣ（Brief Family Therapy Center）が活動の場であることから、ミルウォーキー派とか、ＢＦＴＣアプローチとも呼ばれています。

⑦ナラティヴ・モデル

ナラティヴ・モデルは、書き換え療法とも呼ばれています。マイケル・ホワイト（White, M.）やデーヴィッド・エプストン（Epston, D.）らによるアプローチです。

問題を抱えるクライアントたちのドミナント・ストーリーを書き換え、違った新しいストーリーを創出することによって問題解決を図ろうというものです。

⑧フレクティング・プロセス

北ノルウェーのトム・アンデルセン（Anderson, T.）を中心としたグループによって発展したアプローチです。家族療法・短期療法では、面談するセラピストとクライアントを、ミラーの背後にいるセラピストのチームが観察し、セラピストが、このチームと相談をしながら結果をクライアントに伝えるという方法が採られてきました。

リフレクティング・プロセスでは、ミラーの背後にいるチームの話し合いの様子を、面接の途中で、照明スイッチを切り替えることによって、クライアントらに公開し、話し合いについてのコメントを求め、面接を続けるという手法を採用します。システムの自己治癒力を尊重したアプローチ方法と言われています。

⑨協働的言語システムアプローチ

ハロルド・グーリシャン（Goolishian, H.）や、ハーレン・アンダーソン（Anderson, H.）らによって提唱されたアプローチです。ヒューストンのガルベストン研究所を中心に活動していることから、ガルベストングループとも呼ばれています。

最大の特徴は、人間のシステムを言葉と意味によって成り立つシステムと捉えている点です。対話を通して意味生成を重視するものです。

④ 病院の認知症ケア・チェックポイント14

認知症ケアは、介護施設にあっては介護福祉士など介護職が行なっていますが、病院において看護師が行なう認知症ケアには、看護行為をはじめとした看護師らしい専門能力を発揮したケアが求められています。

看護師は、認知症患者の病態生理を理解し、症状から日常生活へ及ぼす影響を把握したうえで、適切な治療が受けられるように看護実践することが重要です。また、看護師は、自ら訴えることが困難な認知症患者の身体的・精神的不調を早期に発見して、認知症の進行を予防するために、以下のような看護実践が必要です。

①服薬指導

- ☑ 本人かどうかを氏名と顔で確認している
- ☑ 薬の作用、副作用を把握して服薬している
- ☑ 確実に服用されたかどうかを確認している
- ☑ 薬を渡す時は、作用や副作用も説明して渡している
- ☑ 薬剤師と協力し合う
- ☑ 服薬マニュアルを作り指導していく

☑ マニュアルが生かされているかをチェックする
☑ ヒヤリハットを集めて分析し、人的なものなのか、手順が問題なのかを明らかにする
☑ 薬に関しての勉強会を実施する
☑ 服薬指導時に声出し確認をスタッフ間で実施する
☑ 時間薬はタイマーを使用する
☑ 状況に合わせて服薬の確認方法を工夫する

②ケア関連機器

☑ 使用前点検と使用後整備を行なっている
☑ 正常作動値を確認して使用している
☑ 機器に表示される用語や記号の意味を周知している
☑ 定期的なメンテナンスを行なう
☑ 未使用機器の定期点検とメンテナンスを行なう
☑ 付属品の確認を行なう
☑ 使用方法について勉強会を行なう
☑ 組み立て方を図表にする
☑ 使用順番を明示する
☑ 説明書の保管を表示をする

☑ 故障時の対応を明らかにする
☑ 故障時の連絡先を記述する
☑ 定数の把握を行なう
☑ 貸し出し月日、場所の把握を行なう

③環境管理

☑ 整理整頓、後始末を行なっている
☑ 患者の所在を確認している
☑ 施錠が必要な個所を把握している
☑ 室温、採光、換気の配慮をしている
☑ 清掃が十分に行なわれているか（特にトイレ）確認する
☑ 歩けない患者のゴミの処理、下膳を速やかに行なう
☑ 床の水拭き後の状態が危険がないか確認する
☑ 感染対策マニュアルに沿った環境整備が行なわれているか点検する
☑ 各電灯の電球切れを早目にチェックし交換している
☑ ポータブルトイレをはじめ、排泄物の処理を速やかに行なう
☑ 病室内の見回りを行い室内、廊下等の物品の整理整頓を行なう
☑ 入院時オリエンテーションの際、非常口について説明している

④患者観察

- ☑ 入院前の起居動作に関するデータを聞き取りし、記録に残している
- ☑ 入院後の起居動作に関する変化を把握している
- ☑ 認知症あるいは認知症の可能性のある患者をスタッフ間で共有している
- ☑ 入院後の患者の起居動作、精神状態、睡眠に関する変化を把握して記録している
- ☑ 患者のバイタルサインや心身状態について把握し記録している
- ☑ 患者と家族の病識や検査、治療に関する理解度を確認している
- ☑ 事故やスキントラブルに対する可能性を共有する
- ☑ 患者の栄養、排泄に関する変化を把握し記録している
- ☑ 患者の役割に関する変化を把握し記録している
- ☑ 患者の人生観や信仰に関する変化を把握し記録している
- ☑ 患者のストレスに対する対処の方法に関する変化を把握し記録する

⑤ベッド整備

- ☑ 起居動作に合った高さに調節している
- ☑ ストッパーをしている
- ☑ ＡＤＬに合わせたベッド柵を使用している

☑ベッドの機能の確認と故障のチェックを行なう
☑ベッド周囲の環境整備、床に不要な物を置かない、定時にベッド柵と本体の清掃を行なう
☑リネン類を清潔に保つ、定時のリネン交換、汚染時の速やかな交換を行なう
☑ＡＤＬに合わせたベッドの配置をする（考慮する点：壁、柱、ドア、隣のベッド、テーブルや床頭台を含めて空間として考える）
☑ＡＤＬに合わせたベッドの選択を行なう（電動ベッド等の使用）
☑シーツの乱れがないかをチェックし整える

⑥トイレ指導

☑排泄パターン（便意、尿意の有無など）に基づいた誘導をしている
☑トイレ介助時に常時観察するか5分おき程度で様子を観察している
☑排泄の頻度や時間のパターンをアセスメントして記録に取っている
☑ポータブル使用かトイレ歩行可能かなど排泄形態を理解している
☑介助が必要か、それはどの程度の介助か理解している
☑睡眠導入剤、下剤、利尿剤などの内服時間、効果持続時間を把握している
☑排泄動作がどこまでどの程度できるか把握している
☑排泄物の観察の必要性を理解している
☑オムツやリハビリパンツの使用状況を理解している

☑ＡＤＬに応じた、環境（トイレの位置、柵の設定）への配慮がなされている
☑排泄に対する心理状況、羞恥心への対応（音など）がなされている
☑清潔への配慮（排泄行動後の手洗いなど）がなされている

⑦起居歩行指導

☑患者に日中の離床を促し昼夜のリズムをつけるようにしている
☑患者に歩き方を指導し予測される危険性について説明し観察している
☑患者が車椅子乗車時にずり落ちないように注意し、側で見守るなど適切な対応をしている
☑家庭でのタイムスケジュールを記載してもらい、それをもとに病院でのタイムスケジュールを（看護師、患者、家族一緒に）作っている
☑ベッドの高さが患者の安全を守れる高さになっているか調節している
☑車イスの整備をしている
☑患者に合った車イス、歩行器、杖等を選び対応している
☑歩行に適切な履物を準備するように説明している
☑説明した内容を記録している
☑歩行の必要性を説明し観察している
☑歩行練習を観察し、記録をし、次の練習に活かせる情報としている
☑車イスの乗車時を評価してスタッフ間で共有している

☑ 車イス乗車の練習をし、乗車ができることを確認している
☑ 病室の環境整備をし、車イス乗車や歩行に支障がないようにしている
☑ 病院全体の環境整備に努めている
☑ 現状に合った家族指導が行なわれている
☑ 離床が可能な状態であるかどうかを観察し判断している

⑧援助

☑ 頻繁な訪室が必要な患者をスタッフ間で共有している
☑ ケアに必要なトランスファー技術をスタッフ間で共有している
☑ 状態観察が必要な患者をステーションに近い部屋に移動している
☑ 体位変換を最低2時間ごとに行なっている
☑ 食事セッティングに対応したＡＤＬを理解しスタッフ間で共有している
☑ チームが違っても援助方法がわかるようにベッドネームに印をつけたりしている
☑ ＡＤＬを理解し環境整備をしている
☑ 認知機能に合わせた援助を共有している
☑ 患者の行動範囲、可動域について他部門（ＰＴ、ＯＴ）と情報を共有しリハビリしている
☑ 清潔援助に関するケアスケジュールを作成しスタッフ間で共有している
☑ マニュアル、手順書を作成している

☑ 患者に合わせて援助器具の選択をしている
☑ 転倒および転落防止マニュアルを作成している

⑨転倒・転落事故

☑ 転倒や転落が起きた場合に決められたルートにしたがって報告している
☑ 転倒や転落後の状況を観察し適切な処置をしている
☑ 転倒や転落が起きた場合は事故原因をスタッフ間で共有している

◎事故が起きてしまった場合
☑ 患者の外傷確認（バイタルサインと意識レベルチェック）を行なう
☑ 看護管理者および担当医へ報告し、その後家族への説明をする
☑ 適切な処置を行なう
☑ 事故原因の分析をする
☑ 対策を強化する

◎防止策
☑ 低床ベッドまたは畳、マットレスにする
☑ 夜間ポータブル使用者は畳やマットレスを使用する

☑ 観察しやすい病室にする
☑ 訪室回数を増やす
☑ 履物はスリッパ以外の物とする（バレーシューズなど）
☑ 廊下に障害物を置かずに水はすぐに拭き取る
☑ ケア難易度の高い患者に対して看護計画の充実とスタッフ間での共有を図る
☑ 家族ともコンタクトをとっておく

⑩KYT（ヒヤリハット・ニアミス）レポート

☑ 見たこと、聞いたことをありのままに簡潔に記載している
☑ その場面で実際に行なった行動のみを記載している（主観的な意見、反省、憶測などは記載しない）
☑ 発生した時間、場所と報告した相手を記載したヒヤリハット・ニアミスレポートを活用している
☑ 患者から見たヒヤリハットを受ける環境を作る
☑ ドキッとしたことは自由に記載する
☑ 気楽に記載できるような風土を作る
☑ シミュレーションや絵で公示できるようにする
☑ フィードバック、分析する責任者を明確にする

⑪インシデントレポート

☑ 種類を類型化している
☑ 原因を明確にしている
☑ 患者と家族の反応について面談し結果を記録にとっている
☑ 統計をとっている
☑ 原因に対してのカンファレンスなどを開き解決策をとっている（マニュアル作り）
☑ マネジメント部会等で検討し、他の職種の人の意見をもらい解決策を各セクションにおろしている
☑ ヒヤリハットの気付きを皆に持たせる、申し送りやカンファレンスのときなどに報告して共有している、事例を出し勉強している

⑫声出し確認

☑ ステーションを離れるときは行き先について声出しをしている
☑ 書類やボードなどに転載記載時や申し送り時は目追いと声出しをしている
☑ 入室時にスタッフ名を声出しをしている
☑ 点滴 ― 注射箋とボトルの内容を声出し確認している
☑ 輸血 ― 医師と声出し確認している

☑ 勤務帯の担当の患者には自分の名前を告げて挨拶する
☑ ＭＥ機器の設定を声出し確認する
☑ 点滴する時等は氏名をフルネームで声出し確認する
☑ 指示は複数で声出し確認する

⑬書類経過確認

☑ 連絡カードの内容について処理や対応を追認し、日時と氏名を自署している
☑ 入院日誌や看護記録など公式記録について記載者が自署している
☑ 申し送り事項を口頭だけでなく記録簿に記載している

⑭看護の記録

☑ 担当者および特定者それぞれの管理様式を定めている
☑ 所要事項を所定欄に所定期日までに記入している
☑ 一定期日ごとに記載内容をアップツーデートしている
☑ 日付、サイン、時間が記載されている
☑ ＳＯＡＰなどにおけるアセスメント部分を記載している
☑ 看護計画に基づいたＳＯＡＰなどが書かれている
☑ 病院内で決められた略語を使用している

☑統一の略語、用語を決めている
☑口頭指示かどうか明確にしている
☑説明に対しての反応や理解度を記載している
☑麻薬、輸血、向精神薬等の実施時の記載とサインが書かれている
☑誤解をまねくような記録の修正をしない
☑行やスペースを空けないで記載している
☑空欄は作らない
☑病院内で統一した看護記録についての勉強会を開き、同じレベルで書けるようにする
☑継続的に指導していけるようなシステム作りをする
☑患者の言葉で書くようにする（きちんと評価する）
☑看護記録の書き方のマニュアルを作る
☑定時にオーデット、フィードバックする
☑事実をそのまま書く
☑主観的に書かない
☑時間、サインは明確に記入する
☑行なったケアは記録に残す
☑前もって書かない（ケア施行後に書く）
☑ケア後の結果は必ず記入する

☑ 他人が行なったことについては記載しない（自分が行なったことのみ）
☑ 電話や口頭での指示は必ず記録に残す
☑ わかりやすく書く
☑ 緊急時の連絡先が記載されている
☑ 看護計画に沿って行なった看護行為を具体的に記入している
☑ 月日、時間、記載者名が所定欄に記入されている
☑ 記録の修正時は看護部で決められた方法を守る
☑ 口頭指示の場合は内容と実施時間と受けた者のサインをする、後日、正式に指示を書いておく
☑ 事実のみを記載し、断定、推測を記載することは避ける
☑ 診療録開示に準ずる記載をする
☑ 複数のオーデットを定める
☑ 時期（チェックする）を決める（たとえば入院から24時間以内1回その後1週間毎）
☑ 記載する内容を決める
☑ 初期計画の立案期間を明確にし、できているかチェックする
☑ 計画に合った記録になっているかチェックする
☑ プランに対しての経過を書いているかチェックする
☑ 実施した結果を記録するようにする

☑患者に合った看護計画を立案し記録する
☑アセスメントを十分に行ない根拠のある看護計画を立てる
☑共通の略語を整備する
☑サインの仕方を適切なものにするよう指導する
☑不適切な書き方をしていないかチェック（カタカナと漢字混同等）する
☑データベースにもれなく入力していてアセスメントがされているか確認する
☑看護計画を所定時間までに立案し、所定期日までに評価、修正をしている
☑経過記録は事実をありのままに記録する
☑定期的に看護記録の点検をする
☑日付、時間、サインを記録、確認する
☑計画に沿って記録されている
☑アップツーデートで1週間に1回〜2回ごとに見直し記録する
☑実行したことはこまめにサインチェックして看護記録に記入する（たとえば体位変換、吸引）
☑看護計画の問題ナンバーを忘れないで記入する
☑一時的な問題はワークシートに残すようにする
☑記録用語、略語を統一したマニュアルにする
☑所定の様式で記録されているか定期的にチェックしている
☑守秘義務を遵守する

☑他者が読めるように書くようにしている
☑ケアの前に看護記録を読んで情報を得ている
☑指示は転記しない
☑記載内容を共有化している
☑記載内容に対する監査内容が記録されている
☑他人の記録を書き換えるなどはしていない
☑倫理規定に反する記録はしない
☑カルテ開示ガイドラインに沿った記録がなされている
☑プライバシー保護がされるように保管されている
☑事実をすぐに記載する
☑実践した本人が記載する
☑全員が理解できる言葉を使用する（定められていない略語を使用しない等）
☑患者と家族に開示しても理解が得られるような基準を作る
☑時間内に書けるようトレーニングする
☑記録がケアに生かされているか確認する
☑記載基準通りに書かれているか確認する
☑係を設けて定期的に確認、監査等をする
☑情報管理、使用手順を統一する

5 認知症患者の代弁者として看護師がすべきこと【アドボカシーの実践】

看護実践にとって最も大切なもの1つが権利擁護者としての看護師のアドボカシーです。アドボカシーは、主に「弁護」「擁護」などの意味で用いられる英語です。時に社会的弱者などの権利主張を代弁することや代弁者の立場などを意味することもあります。

日本看護協会が定める倫理綱領にはアドボカシーに関する明確な定め（日本看護協会倫理綱領）があります。

同綱領前文の規定です。「人々は、人間としての尊厳を維持し、健康で幸福であることを願っている。看護は、このような人間の普遍的なニーズに応え、人々の健康な生活の実現に貢献することを使命としている。看護は、あらゆる年代の個人、家族、集団、地域社会を対象とし、健康の保持増進、疾病の予防、健康の回復、苦痛の緩和を行い、生涯を通してその最期まで、その人らしく生を全うできるように援助を行うことを目的としている。」

看護師とは、看護師の免許によって看護を実践する権限を与えられた者です。認知症ケアにおいて、看護師が社会的な責務を果たすためには、生きる権利、尊厳を保つ権利、敬意のこもった看護を受ける権利、平等な看護を受ける権利など認知症患者の人権を尊重することが求められています。

（1）制度変革の推進者

看護師は、いつの時代にあっても質の高い看護を維持し発展させるよう、看護専門職としての資質の向上という使命を担っています。看護師は、この使命を果たすためには、看護に関わる制度に関心を持ち、社会の変化と人々のニーズに対応できる制度への理解促進に努める必要があります。

看護師は、看護専門職の質及び社会経済福祉条件を向上させるために、専門職能団体などの組織を通じて行動し、看護実践等活動を通してよりよい社会づくりに貢献する責務があります。

倫理要綱をベースにしつつ、ガイドラインとしたものが「フライによる道徳的概念」です。看護倫理学者であるサラ・Tフライは、看護実践にとって重要な5つの倫理原則を挙げています。予益と無加害、正義、自律、誠実及び忠誠です。サラ・Tフライによる道徳的概念を提示してみます。

①アドボカシー

代弁者の役割……患者の重要な訴えを積極的にサポートします。

②アカウンタビリティ

説明を含めた行為に対する責任……看護実践に対する個人的責任を果たします。自らの判断や行動について正当性を説明します。

③協働性

協力的・積極的活動……患者に対して質の高いケアを達成します。

④ケアリング

看護のあらゆる営みに付随する看護師―患者関係のあり方……共感、関心、慈しみ、ストレスの軽減、安らぎ、保護の要素を含みます。

（2）ケアに関するアドボカシー

ケアに関するアドボカシーには、自己の権利を表明することが困難な寝たきりの高齢者や、認知症患者、障害者の権利擁護やニーズ表明を支援し代弁する意味合いがあります。権利擁護としてのアドボカシーは、権利の代弁、擁護のことを指すとされていますが、例としては、自ら自己の権利を充分に行使することのできない、終末期の患者、障害者、認知症、意識喪失の患者などの権利を代弁することなどがあります。

看護体験を通じて得た看護師としての大切な倫理対象は4つあると思います。それは、健康の回復、苦痛の緩和、健康の保持増進および疾病の予防です。この4つを集約すると、その人らしく生を全うするために看護師の業務があるということになります。

（3）認知症患者に対する倫理履行

認知症患者に対する看護師の倫理履行は以下のようなことではないでしょうか。実際には難しいかもしれませんが、認知症を発症する以前の本人の意志あるいは家族の希望などと総合して判断することになります。

①病状や情報を十分に患者がわかるように説明します。これは、認知症患者の自己決定の権利を擁護するためです。
②情報を十分に理解し、受け入れられるように支援します。これは、知り得た情報を認知症患者が理解し、受け入れられるようにすることです。
③保健医療関係者へ働きかけを行ない連携し、調整します。これは、認知症患者が意思表示をしやすい場づくり、連携、調整をするためです。
④代弁者の役割を担います。これは、看護師には必要に応じて認知症患者の代弁者としての機能が必要となるからです。
⑤自己決定できるように支援します。これは、認知症患者が知らないでいることを選択した場合に、できる限り事実と向き合ってもらいたいからです。
この5つのことは、看護部方針ともども看護師が共有することです。

（4）アドボカシーの実践

アドボカシーを実践することは、看護師の認知症患者に対するケアモデルです。サラ・Tフライなどの考えをもとに認知症患者との関係性から3つのケアモデルを例示します。

①権利擁護モデル……看護師は認知症患者の権利擁護者

看護師は、認知症患者の人権擁護の仲裁役でもあります。看護師は、認知症患者の権利を守る人です。看護師は、認知症患者の権利について認知症患者に説明します。認知症患者が権利について理解したことを確認し、権利の侵害に遭った場合はそれを報告します。認知症患者が権利を主張しても、さらに侵害されそうなときはそれを防ぎます。

②価値による決定モデル……看護師は患者がニーズ・関心・選択を話せるようにする援助者

看護師は、認知症患者に決定や価値を強要することなく、認知症患者の価値や信念に最も近い決定をします。様々な医療の選択肢が持つ利点や欠点を認知症患者が検討できるように援助します。看護師は、認知症患者が自分の価値観や生活スタイルに沿って自分のニーズや関心ごとについて、選択あるいは話せるように助ける人です。

③人として尊重するモデル……看護師は患者の人権である基本的特性（尊厳・プライバシー・福利）の尊重者

認知症患者は尊敬に値する1人の人間です。看護師は、認知症患者の代理人として、認知症患者の基本的人権を考え、認知症患者の人間としての尊厳、プライバシー、選択を支持し守るために活動します。

認知症患者が選択できない状態のときは、認知症患者が病気になる前に言っていた、あるいは認知症患者の家族や代わりに決定する者達が述べる認知症患者の権利について代弁します。

認知症患者の権利について発言できる人がだれもいない場合は、看護師はできる限りの看護能力を駆使して認知症患者にとって最も良いと思われることを行ないます。

看護師は、認知症患者が病気の間、重要な人間としての価値が守れるように責任を遂行します。

6 認知症患者の生活障害に対する看護の機能と役割

看護学は、「いのちをはぐくむ」学問です。看護師とは、人間が人間らしく生きていく生の営みのための「生活支援」の専門家です。生の営みとは、「生きている」から「生きていく」ことです。

（1）生活支援の段階

生活援助とは、健康に生活することを助けることですが、健康に問題が生じたために生活しにくくなったときに生活の手助けすることです。

生活支援とは、以下の2つに関わることです。

①変化に適応して、変化に調和できる生き方

これは人間として生きていくための基本です。病気であることから生じる不自由、心身の苦痛・不安をできるだけ少なくすることです。安全に安楽にその人らしい生活を送れるように助けることです。

②人間としての価値を追求する生き方

よりよく生きること、創造的に生きることです。

（2）精神的社会的側面の理解

看護の機能と役割に関する見識があります。M・ジョンソンとH・マーチンの『看護婦の役割についての社会学的分析』における見識です。

「医師の活動にくらべ看護の活動は、患者の病気をよくするという外面的な問題に直接に関係するのではなく、治療的環境を整えることにあてられている。これは、安楽で心地よい物理的環境をつくりだすことから、説明したり、安心させたり、理解したり、支えたり、受け入れたりするという、より直接的に養育的な活動にまでわたる。このような各種の独特な行動を含むであろうこれらの行為は、患者の緊張度を低め、患者に直接的満足感を与えるというところに主たる意味がある」という見識です。

看護を必要とする人に対して、身体的な世話の対象としてだけではありません。その人の置かれている立場を精神的社会的側面からも理解する必要があります。最も必要なケアは何かを正しく判断する必要があります。

（3）看護独自の機能

生活援助活動には、身体的および精神的援助活動があり、それぞれ専門性の高い看護独自の機能です。

①身体的ケア

身体的側面から援助することです。生理的欲求の充足を図ることです。命に関わる欲求は、呼吸する、体温を正常な範囲に保つ、食べる、排泄する、眠ることなどです。

②精神的ケア

健康が阻害されると行動が消極的になり、不安な思いを抱きながら生活することになります。治療、検査、手術に対するおそれを生じて、身体的な苦痛や不快、病気が家庭や仕事に与える影響、経済的な問題に対する悩みなどからより消極的な生き方になりがちです。

苦悩に立ち向かい、積極的に治療に参加し、好ましい療養生活ができるように精神的にケアする役割です。励まし、勇気づけ、心理的に支えていくことです。

（4）認知症患者の生活障害に対する看護の機能と役割

認知症患者に対する生活障害に関する看護の機能と役割です。認知機能障害等によって生じる生活上の障害が生活障害です。日常生活動作に認知機能障害が影響して、日常生活への適応が困難になります。

①生活リズムに応じた看護

たとえば、徘徊です。徘徊の要因をアセスメントします。徘徊のタイプを判断して、タイプに応じてケアを行ないます。

②生活に必要な収集行動の看護

他者の物を収集する、清潔が保持できないなどに対するケアです。物に対しては無理やりに回収しないなど安心感につながるケアをします。

③睡眠障害に対する看護

昼夜逆転、徘徊、睡眠中の突発行動などに対するケアです。精神状態の観察を行ない、アセスメントをして、安心感を持つことができるケアを行ないます。

(5) 認知症患者の治療に対する看護の機能と役割

看護師の治療に対する看護の役割は、医師の診療に対する補助です。補助ではありますが、療養上の世話との関わりから専門的な役割があります。

①治療に対する看護

たとえば、治療に必要な機器を装着することの理解促進を担いますが、治療の継続のためのケア、生活動作の機能が維持できるケアを行ないます。しかし、最も大切なことは退院後の生活を見通すことです。

②がん性疼痛の看護

がん患者の多くはオピオイドを必要とする痛みがありますが、認知症患者の場合には痛みの識別が困難とか、痛みを訴えないなどが起こります。「痛みを感じていないのではないか」、という判断に立ったケアも必要です。急激な行動変化は苦痛があるサインと受け止めたケアが必要です。要は、安心して過ごすことができる環境を整えるケアが重要です。

③慢性心不全に対する看護

再入院を予防したケア、在宅療養生活の継続を可能にするケアが必要です。服薬、水分、活動に対する工夫や支援も求められます。

(6) 認知症患者に対する看護の基本

基本は、何にも増して安心感です。認知症ケアの基本は、言語的・非言語的コミュニケーションです。優しい声かけ、柔和な態度、温かみを感じることができるタッチングなどは認知症ケアの基本です。

それにも増して、看護の専門職として、カウンセリング技術の活用などによって信頼関係を築くことです。

①共感的態度

認知症患者の問題を正しく理解し、共感的・受容的態度で接することです。共感は、看護師の年齢や生育の仕方によって考え方や看護観の違いがあります。認知症患者の抱いている思いと食い違わないように理解することは難しいことです。看護師としての経験知、人間としての感情を認知症患者の立場に重ねてみることによってある程度は近づくことができます。

②機能障害に対する働きかけ

機能障害が残されるような場合にも精神的重圧をはねのけることができるようにケアをすることです。闘病姿勢を支えつつ、可能な範囲で生活技術が身につけられるように働きかけるケアを実践することが大切です。

7 認知症ケアの基盤は「看護師である前に人間で在れ」

認知症ケアの基盤は、看護師である前に人間で在れ、です。人間の尊厳（尊くて厳か）を受け止め、ゆめゆめ認知症患者の自尊心（自分で優れていると思っていること、自ら品位を保つこと）を傷つけてはならないということです。

（1）認知症ケアのタブー（駄目なこと）

①虚偽も虚偽と思われそうなことも駄目
②隠匿も隠匿と思われそうなことも駄目
③何もしないこと、見て見ぬふりも駄目

（2）認知症患者の苦痛や訴えを聞く

①困っていることを会話や表情から引き出す
②何をして欲しいのかを受け止める
③対応できない内容は他の専門職の支援を受ける
④対応できない場合でも、必要な情報を患者と家族に提供する

（3）医学実践との違い

看護師の法的視点からの主たる役割は療養上の世話です。これは、看護の主たる役割ですが、役割を果たすためには、人間性を追求した看護理論および哲学的背景をより所にしたケアを実践することです。

①看護実践は医学実践と異なる
②医学とは異なる個別、独自性を明らかにする
③看護理論の哲学的な背景を知る
④現象に対する科学的な視点を持つ
⑤普遍的知識体系を基盤する
⑥看護実践の指標（品質、安全、経費、時間）を持つ
⑦看護過程を共有する

認知症患者と看護師はフェローシップの絆で結ばれています。フェローシップとは、友達、仲間、戦友などという意味合いです。看護過程の展開を共有し、安心できる関係を構築して共に歩む関係を築きあげることができるように看護課程を共に実践します。

（4）認知症ケアに対する看護師の使命と役割

認知症患者と看護師の関係は、協同作業で認知症ケアを実践することになります。安心できる関係を構築し、共に歩む関係を築きあげることになるということです。

看護師には4つの領域に応じた使命と役割があります。

①全人的な支援

安全、安楽、安心を基本にケアを提供することです。そのためには、全人的にケアを実践することです。観察する、対話する、ケアを展開する、記録するすべての過程において認知症患者の尊厳を保持する必要があります。

②療養上の世話

日々の生活を援助することです。生活環境を整える、身体の清潔を保持する、栄養と食生活を援助する、排泄を援助する、休養と睡眠を確保するために認知症患者の活動と運動をコーディネートすることです。

③診療の補助

医師の指示のもとで、補助していくことです。診療の補助とは、具体的には、治療にともなう服薬指導、包帯法、経管栄養法、罨法、吸引、導尿、浣腸などのスキルを完全なものにすることです。

④ケアの関わりに応じた役割

まずは、ケアの第一レベルは支えることです。回復過程に沿って療養生活の継続を支えることです。そして、ケアの第二レベルは、整えて支えることです。生活や環境を整えることや夢や希望の実現を支えることです。それから、ケアの第三レベルとして共に生きて支えることです。病の語りを聴く、困難性を持って生きることを支えるというアーサー・クライマンの見識に共感したケアを実践する必要があります。そのうえで、第四レベルとして関係の深まりを相互実感できるケアの実践です。ケアには、出会い、発展、別れがあります。看取りケアは、「関係の深まり」の極致ではないでしょうか。

(6) ケアのビジョン・マネジメントの実践

認知症患者および家族に認知症ケアの目指す方向を明確に伝えることです。

①看護的視点の相互共有

認知症患者の状態に応じた認知症ケアに対する行動規範を立て、認知症ケアの実践力を高めていくことです。

②学習する関係性の構築

学習する関係性の構築のことをラーニング・オーガニゼーションと言います。認知症患者の生きるというビジョンと認知症ケアを実践する看護師のケアビジョンを統合しながら、両者ともども認知症ケアに対する問題解決手法を学び、両者が協働して解決に導いていくことです。

認知症ケアには、高度なスキルのみならず、認知症患者と看護師が互いに豊かな人間性の形成をサポートする、「認知症ケアのスキルアップシステム」を構築することが求められています。

第4章
認知症ケアのスペシャリストをめざす方法

1 認知症ケアの専門職に「認知症看護認定看護師」がある

平成28年度診療報酬改定では、「認知症施策推進総合戦略（新オレンジプラン）」を踏まえた認知症患者への適切な医療を評価して、認知症ケア加算１・２が新設されました。

認知症ケア加算1は、「病棟において、チームと連携して、認知症症状の悪化を予防し、身体疾患の治療を円滑に受けられるよう環境調整やコミュニケーションの方法等について看護計画を作成し、計画に基づいて実施し、その評価を定期的に行う」「看護計画作成の段階から、退院後に必要な支援について、患者家族を含めて検討する」というものです。

配置要件は、「認知症患者に看護に従事した経験を有し適切な研修を修了した専任の常勤看護師」であり、その要件に該当するのは認知症看護認定看護師、専門看護師では老人看護及び精神看護です。

認知症ケア加算・2は、「病棟において、認知症症状の悪化を予防し、身体疾患の治療を円滑に受けられるよう環境調整やコミュニケーションの方法等について看護計画を作成し、計画に基づいて実施し、その評価を定期的に行う」というものです。要件の1つとして、看護師は施設基準を満たす適切な研修を修了することが必要です。

認知症看護認定看護師は、救急看護や緩和ケアなど21の分野が特定されている「認定看護師」のうちのひとつです。

認知症について一定の知識と経験を積んだのち、専門の教育機関で更に深く学び、資格を取得します。認知症看護の現場で、高い専門性に基づき、熟練した看護を行なうとともに、現場の指導者としての役割を担っています。

(1) なぜ認知症看護認定看護師が必要なのか

急激な高齢化にともない増え続ける認知症。認知症による症状は多種多様で、特に徘徊や暴言・暴力などの行動・心理症状(以下BPSD)については、対応が非常に困難なことがあります。そして対応に困った現場の看護師がストレスを抱えてしまうことや、事故防止のため身体抑制や薬剤に頼らざるを得ないこともあり、ケアの質、患者の生活の質が低下してしまうことが問題となっています。

BPSDには隠れた思いやニーズがあり、適切な対応で症状の緩和が期待できることが知られていますが、それには熟練を要します。増え続ける認知症患者に対して、看護や介護の現場では適格なスキルを身に付けた人材が不足しています。

そのような現状において、熟練した看護の実践とともに人材育成を行ない、認知症ケアの質の向上の役割を担う認知症看護認定看護師の需要は、急速に高まっているのです。

(2) 認知症看護認定看護師の役割

病院や施設などにおける認知症看護の質の向上を目指し、2006年に日本看護協会により認定が開始。10名の認知症看護認定看護師が誕生しました。全国9か所の教育機関が開校し、2017年現在までに1、003名が認知症看護認定看護師の資格を取得しています（日本看護協会）。

（3）認知症看護認定看護師の役割

認知症看護認定看護師は、認知症の各段階に応じた療養環境の調整、ケア体制の構築、認知症の人のBPSDの予防や緩和など、認知症看護全般にわたって質の高い看護を実践することが求められています。他の看護職への指導や相談への対応、福祉・介護サービスとの連携なども認知症看護認定看護師の重要な役割です。

（4）認知症看護認定看護師の資格取得

認知症看護認定看護師の資格を取得するための手順は以下のとおりです。

①看護師免許取得者

認知症看護認定看護師資格を取得する絶対的で必須な要件は看護師免許保有者です。

②実務研修期間

看護師免許を取得した後、「通算」で5年以上の実務研修期間が必要です。5年間の実務研修機関のうち通算3年以上は、認知症患者の多い医療・福祉施設（在宅ケア領域を含む）などで看護実績を積むとともに、認知症患者の看護を5ケース以上担当した経験が必要です。

③認定看護師教育機関（過程）を修了する

認知症ケアの第一線で活躍するための知識や技術を学習します。

認知症看護認定看護師資格を取得するためには、認定看護師教育機関（過程）を修了する必要があります。教育期間は6ヶ月、時間は615時間以上です。認定看護師共通科目の講義、認知症看護専門の講義、教育機関における演習、実習などがシラバスです。

2018年2月時点で、認知症看護認定看護師教育機関（過程）として認定されているのは、16機関です。

・北海道医療大学認定看護師研修センター
・日本赤十字秋田看護大学教育研究開発センター（認定看護師教育課程認知症看護認定看護師コース）
・獨協医科大学SDセンター
・高崎健康福祉大学看護実践開発センター（認定看護師教育課程）
・聖路加国際大学教育センター
・日本看護協会看護研修学校
・日本赤十字看護大学看護実践・教育・研究フロンティアセンター
・湘南医療大学認定看護師研修センター
・石川県立看護大学附属看護キャリア支援センター
・山梨県立大学看護実践開発研究センター

・長野県看護大学看護実践国際研究センター
・三重県立看護大学地域交流センター
・公益社団法人兵庫県看護協会認定看護師教育課程
・学校法人澤田学園松江看護キャリア支援センター
・島根県立大学出雲キャンパス看護栄養交流センター
・熊本保健科学大学キャリア教育研修センター（認定看護師教育課程）

④認定審査に合格する

日本看護協会が毎年1回実施している、認定看護師認定審査に合格する必要があります。認定審査は四肢択一のマークシート方式、時間は１００分です。問題数は40問、内訳は一般問題（20問、50点満点）と状況設定問題（20問、１００点満点）です。

⑤認定看護師認定証交付・登録する

認定審査合格者は、認定料（５万７６０円）を振り込み、資格認定制度審査申請システムで資格登録情報の確認をし、公開情報の登録を行ないます。

⑥5年ごとに更新審査を受ける

認定看護師資格は、レベルを維持する目的で更新制を採用しています。認定後、５年ごとに書類審査があり、過去5年間の看護実績（２０００時間以上）と自己研鑽実績（学会参加等の実績等が日本看護協会規定の内容で50点以上であること）が審査対象です。

(5) 認知症看護認定看護師に期待される能力

認知症看護認定看護師には具体的に以下のの能力が期待されています。

・認知症高齢者の権利を擁護し、意思表出能力を補う対応をする
・認知症の周辺症状を悪化させる要因・誘因に働きかけ、行動障害を予防、緩和させる
・認知症の発症から終末期まで、認知症の状態把握を含む高齢者の心身の状態を統合的にアセスメントし、各期に応じたケアの実践、ケア体制づくり、介護家族のサポートを行なう
・認知症高齢者が安全で安心できる生活・療養環境を得るための対策を立てる
・他疾患合併による影響をアセスメントし、治療的援助を含む健康管理を行なう

(引用：認知症看護認定看護師会より)

(6) 活動内容

臨床における認知症ケアのリーダーとして以下の活動を行ないます。

①実践
・徹底的な観察によるアセスメントを行ない認知症患者の隠れたニーズを読み取る
・適時的確なケアを行なうことにより患者を快適な状態に導き、BPSDを予防・緩和
・専門的知識に基づく環境整備による事故防止、症状の悪化防止
・合併症にも配慮した健康管理、医療チームとの連携

特に入院後は、環境の変化や活動量の低下で認知症の症状が悪化すると言われています。病棟では家庭に近い環境を整える、生活にメリハリをつけるなど、その対策に力を入れ、患

者が入院前の認知機能を保ったまま退院できるよう努めます。訪問看護ステーションなど在宅での看護では、他職種や地域との連携も積極的に行ない、家族で孤立しない体制づくりなど、より良い介護環境を整えます。

②指導

・実践を通して、認知症の多様な症状への具体的な対応のノウハウを指導

・勉強会やマニュアル整備など

③相談

・ＢＰＳＤなどから介護に行き詰まり、困窮している家族へのケアに関するアドバイス

・ケアに問題を抱える看護および介護チームへのアドバイス

（7）認知症看護認定看護師への期待

全国で1、000名程度と少ないものの、認知症ケアに高まる需要や期待に応じて毎年受験者は増えています。臨床で活躍する認知症看護認定看護師も年々着実に増えています。

認知症の発症や病態を熟知し、合併する様々な疾患の症状を考慮して対応できる能力を有する認知症ケアの専門職が認知症看護認定看護師です。

2 あと数年で〝超認知症社会突入〟を見据えた新オレンジプランの中身とは

認知症高齢者等にやさしい地域づくりに向けた基盤計画がオレンジプランです。

認知症の人の意思が尊重され、できる限り住み慣れた地域のよい環境で自分らしく暮らし続けることができる社会を実現すべく、平成27年1月27日、「認知症施策推進総合戦略（新オレンジプラン）～認知症高齢者等にやさしい地域づくりに向けて～」を厚生労働省が関係省庁と共同して策定しています。

また、認知症施策推進関係閣僚会合において、同戦略に基づき、認知症施策推進のために関係省庁が一丸となって取り組んでいくことになりました。

（1）新「オレンジプラン」の7つの柱

①認知症への理解を深めるための普及・啓発の推進
②認知症の容態に応じた適時・適切な医療・介護等の提供
③若年性認知症施策の強化
④認知症の人の介護者への支援
⑤認知症の人を含む高齢者にやさしい地域づくりの推進
⑥認知症の予防法、診断法、治療法、リハビリテーションモデル、介護モデル等の研究開発及

びその成果の普及の推進
⑦認知症の人やその家族の視点の重視

（2）主な施策の目標値等

①「認知症初期集中支援チーム」の設置
→2018（平成30）年度〜すべての市町村で実施
「認知症初期集中支援チーム」とは、認知症初期から家庭訪問を行ない、症状を把握しながら家族への支援などを行なう看護師、保健師、作業療法士などです。

②「認知症疾患医療センター」の整備
→2020年度末 約500か所〔2017（平成29）年度見込み422か所〕

③「認知症地域支援推進員」の配置
→2018（平成30）年度〜すべての市町村で配置
「認知症地域支援推進員」とは、発症しても住み慣れた地域で生活できるよう効果的な支援を行なう人物です。

④「認知症サポーター」の養成と活動支援
→2020年度末　1、200万人〔2017（平成29）年12月末実績、約980万人〕
「認知症サポーター」とは、認知症について正しく理解し、本人やその家族をできる範囲で支援する人物です。

担っているのは地域住民、金融機関やスーパーマーケットの従業員、小・中・高校の生徒など様々です。

⑤「認知症カフェ」などの設置・普及

↓2020年度末、すべての市町村に設置・普及など

認知症カフェとは、介護施設や公民館の空き時間を活用して、認知症本人やその家族、地域住民など誰もが和やかに集えるカフェです。

3 看護技術の評価

認知症患者への看護のみならず、すべての看護行為には看護技術の評価が欠かせません。看護の質向上だけではなく、過誤や事故を防止するために必要です。

（1）看護行為用語分類

看護技術を評価するツールとして、基本となるものは「看護行為用語分類」（看護学学術用語検討委員会）です。

「看護行為用語分類」は、さまざまな場で看護職が行なうことを網羅して6領域32分野213用語に整理し、それぞれの行為について、行為の「安全性」と「人間の尊厳の尊重」が確保されるよう意図しています。

看護行為用語分類は、標準用語のそれぞれを定め、5つの視点を提示しています。

Ⅰ．定義（同義語を含む）
Ⅱ．対象の選択
Ⅲ．方法選択にあたって考慮する点
Ⅳ．実施にともなって行なうこと
Ⅴ．期待される成果

看護行為用語分類はさまざまな活用が可能です。

例えば、基礎教育などにおける教材、研究での利用、看護記録あるいは看護の利用者への説明などへの活用が可能です。

「看護行為用語分類」の行為ラベル、定義、同義語を用いて、電子化対応コードを設定しています。

（2）臨床で育成するための看護技術評価

看護行為用語分類などを素材として、「臨床で育成するための看護技術評価シート」を作成します。

例えば、目的、準備と経路、手技の確認および育成ポイント、留意点をまとめて「臨床で育成するための看護技術評価シート」を作成します。

すべての看護行為あるいはスキルについて「臨床で育成するための看護技術評価シート」を活用し、看護行為の「安全性」と「人間の尊厳の尊重」を確保します。

（3）臨床で育成するための看護技術評価シート

麻薬は最も重要な管理対象の1つです。そこで、管理に細心の注意が必要となる麻薬管理について以下のとおり、ＯＪＴのポイントを含めて表にまとめました。また、看護行為の基礎中の基礎となるとバイタルサインについても例示します。

■看護技術評価シート例【麻薬管理】

目的	準備・経路	手技の確認	ＯＪＴにおける指導のポイント、留意点
［麻薬注射］ ①検査時のセデーション、疼痛コントロール ②手術の疼痛コントロール ③癌性疼痛に対しての疼痛コントロールおよび呼吸苦への緩和	①静脈内 ②皮下 ③硬膜外 ④クモ膜下	①看護師２名で保管庫を開ける。 ②互いに麻薬の薬剤名・使用日時・量（何ミリグラムの何ｃｃ）・患者名を確認する。 ③麻薬管理簿に日時を記載する。 ④点滴を作成する。 ⑤患者の病室に看護師２名で行く。 ⑥３点確認を行なう。	①シリンジポンプへの接続部が確実に結線されているか。 ②点滴挿入部が腫脹していないか。 ③点滴挿入部に疼痛はないか。 ④点滴漏れはないか。 ⑤呼吸抑制の有無、意識の状態観察を行なう。 ・傾眠程度～ＣＯＮＳダウンまで ・特に点滴、初回投与時 ・必要時にモニターを付ける ⑥便秘の程度を確認する。 ・何日便が出ていないか

・ベッドネーム
・呼名
・ネームバンド
⑦薬剤名・使用日時・量（何cc）・患者名を相互確認する。
⑧投与を行なう。

・腹鳴腹満腹壁を観察する
・定期的に下剤でコントロール
⑦嘔気、嘔吐を確認する。
・麻薬開始の数日にみられることがあるので制吐剤を検討する
⑧痛みのコントロールを行なう。
・一日にどれくらいレスキューを使用しているのか
・フェイススケールをチェックする
⑨麻薬注射投与前にアンプルが破損してしまった場合。
・破損アンプルおよびこぼれた麻薬の液をディスポまたはガーゼに吸わせて回収する
・そのまま捨てないで返却をする
・すべての麻薬を回収する

［麻薬内服］
癌性疼痛に対する
疼痛コントロール

①看護師2名で保管庫を開ける。
②麻薬の薬剤名・使用日時・量（何ミリグラムの何錠）・患者名を確認する。
②麻薬管理簿に日時を記載する。
③看護師2名で患者の病室に行く。
④3点確を行なう。
・ベッドネーム
・呼名
・ネームバンド
⑤薬剤名・使用日時・量（何ミリグラムの何錠）・患

①確実な内服のため、患者の内服する場面を目視する。患者への手渡しで溜めさせないようにする。
②内服後呼吸抑制、意識レベルの低下を観察する。
・傾眠程度
・CONSダウンまで
③便秘の程度を観察する。
・定期的に下剤にてコントロールする
・量が増やしたり減らしたりできるラキソベロンなどを使用する
④看護プランを立案する。
・急性疼痛または慢性疼痛
⑤嘔気、嘔吐を観察する。
・麻薬開始の数日みられること

	［麻薬外用薬］
者名を相互確認する。 ⑥投与を行なう。 ⑦内服確認をする。	①看護師2名で保管庫を開ける。 ②麻薬外用薬管理簿に日日を記載する。 ③患者の病室に行く。 ④3点確認をする。 ・ベッドネーム ・呼名 ・ネームバンド
がある ⑥痛みをコントロールして記録する。 ・一日にどれくらいレスキューを使用しているのか ・フェイススケールを使いチェックする	①いきなりのデュロテップは禁止する。 ②まず内服か座薬か注射で量をコントロールしてから行なう。 ③貼付後呼吸抑制、意識レベルを観察する。 ・傾眠程度 ・CONSダウンまで ④便秘を観察する。 ・定期的に下剤にてコントロールする

⑤パッチを貼る。
・または交換する
・交換日時時間をパッチに記載する
・汗などをふき取ってから貼付する
・交換した場合は貼ってあったものは捨てずに保管庫へ戻す。
⑥貼付部位を確認して（基本は前胸部から上腕に）貼る。
・貼った部位を記録に残す
・本人が剥がしてしまいそうなとき

・量を増やしたり減らしたりできるラキソベロンなどを用いる
⑤看護計画を確認する。
・疼痛
・嘔気、嘔吐
⑥痛みのコントロールをして記録する。
・一日にどれくらいレスキューを使用しているのか
・フェイススケールをチェックする

		は、手が届きづらい部位に貼る	

■看護技術評価シート例【バイタルサイン①】

目的	準備・経路	手技の確認	OJTにおける指導のポイント、留意点
［体温測定］ ①疾患の兆候として現れる熱を観察して状態を把握する。 ②疾患の現在の状況やいままでの熱型の経過の流れを把握する。	体温計、必要時タオル、ティッシュ、アルコール綿	①患者に説明をする ②腋窩が湿潤していないか確認する。 ③湿潤しているときにはティッシュまたはタオルで拭きとる ・汗により温度が低下するため ・腋窩クーリン	①麻痺患者は健側で行なう。 ②運動直後は避ける。 ③左右差がある場合があるのでなるべく同一部位で測定する。 ④極端な異常値の場合や前回測定値から大きく変わっている場合、再測定を行なう。 ⑤クーリングを行なっている方の腋窩では測定しない。 ⑥何によるものの熱かアセスメントを行なう。 ⑦解熱剤を使用してよいのか、

グしているときは反対側の腋窩で測定する
④腋窩の中央に体温計の先端をあてて腋窩線に対して45度の角度ではさむ
・幼児や肥満気味の患者に対しては水平にちかい角度で体温計を挿入する
・気密性をしっかりとれるようにはさむ
⑤肘をしっかりと側胸部につけ

医師をコールするのかを判断する。
・腫瘍熱、膿瘍による熱、肺炎、ウイルス、術後の吸収熱など
・解熱剤を使用してしまうと熱型がわからなくなることも、その後の対応が遅れてしまうことがある
⑧医師へコールする判断の基準を明確にしておく。
・何による熱なのかを把握するために記録を確認してみる（膿瘍によるもの・腫瘍熱・吸収熱など）
・看護師自分で発熱する要因を確認する（CRP・膿瘍の有無・疾患によるもの肺炎の有無・手術後のドレーンの性状、ドレー

		るように説明する。 ・自身でできない場合や極端に痩せている患者に対しては腋が閉じれるように看護師が押さえる	ンの閉塞など） ・発熱時は前回測定値や今までの経過を見て熱型を観察する ・今まで発熱がなく初回の発熱時（38・5℃または38・0℃以上の場合）は、医師に確認する ⑨他のバイタルや脱水兆候・呼吸・悪寒・SPO_2なども観察し判断する

■看護技術評価シート例【バイタルサイン②】

目的	準備・経路	手技の確認	OJTにおける指導のポイント、留意点
［脈拍測定］ ①疾患の兆候として現れる熱を観察	秒針つき時計	①患者に説明を行なう。 ②示指、中指、薬指	①安静時に測定をする（運動直後や入浴直後は避ける）。 ②脈拍とともに脈圧・左右差・

し、患者の状態を把握する。 ②疾患の現在の状況や今までの熱型の経過の流れを把握する。		の3本の指で通常橈骨動脈に沿って軽くあてる。 ③15秒、30秒または1分測定を行ない、1分値を記録に残す。 ・15秒の場合は4倍、30秒の場合は2倍にする ・不整脈があるときは1分間測定を行なう ④終了時は声掛けをする	リズムも観察する。 ③緊張させないよう安楽な体位で測定する。 ④異常時に対応する。 ・もともと不整脈があるのか ・胸部症状（動悸、胸痛など） ・全身症状やめまい ・他のバイタルも観察する ⑤必要時医師へ報告する ・前回値や直前の一週間値を参考に、異常なのかそうでないのかを判断する ・今回40回／分であっても、もともと40回／分であるとしたらさほどには問題ではない

■看護技術評価シート例【バイタルサイン③】

目的	準備・経路	手技の確認	OJTにおける指導のポイント、留意点
［血圧測定］ ①動脈内から押し出された血液が血管を通る際の圧力である。 ②心筋収縮力・拍出力・血管壁の弾力性を知ることにより患者の状態把握をする。 ・血圧とは心拍出量（1回拍出量×1分間の心拍数）である ・血圧を変動させる要因は末梢血管	血圧計 聴診器	①患者に説明を行なう。 ②仰臥位や座位にて行ない腕を心臓の高さにする。 ③衣服、肩袖をはずす。 ④腕帯の空気を抜き腕帯のゴム嚢の中央を上腕動脈の真上にくるようにして指2本程度が入るくらいにまく。 ⑤上腕動脈の脈が触れるところに聴診器をあて加圧する。	①アナログの血圧計は使用前に水銀が上部までできていないか、測定できるかをチェックする。 ・腕帯のサイズを患者に合うサイズで行なう ・入院時は左右で測定し以後は血圧の高かった片方に決めて測定する ②下肢の測定では大腿用マンシェットを使用する。 ・上肢に比べて10％程度高く出る ・血圧は、立位＜座位＜臥位の順に高くなる ・マンシェット

抵抗である

・加圧は患者の血圧＋30㎜hg程度高めにして行う
⑥加圧を止めてゆっくりと圧を下げていく。
・下げ始めコロトコフ音が聞こえ始めたところが最高血圧・コロトコフ音が聞こえなくなったところが最低血圧となる
⑦測定後、血圧計内の水銀が隠れるように血圧計を傾けて、ロックをする。
⑧患者に声掛けをして終了する。

緩い↓高く
きつい↓低く
幅が小さい↓高く、大きい↓低くなる
③血圧低下時・高血圧時は特に留意する。
・自覚症状を確認（めまい頭痛など）
・前回測定値または前1週間の測定値を把握しておき、その値よりどう変化しているかを確認する
・高血圧は術後の痛みなどによる可能性もあるため他の症状やバイタルを確認
・左右差を確認（測定部位より上部に血管の狭窄があると左右差が出る）
・測定前の動作を確認する（運動などで血圧が変動する

可能性がある）

（4）評価する

看護実践には評価が必要です。特に、割り当ておよび方法を評価する必要があります。

①割り当て

看護実践のうち、特に看護技術の割り当てを評価する。

■看護技術の割り当て

配慮すること	実践させること	評価すること
漏れが生じないようにする	まとまりのある業務を一貫して行なわせる	責任を持って担当したか
これまで体験したことに関連づけて割り当てる	フォロワーの能力よりも若干高度なものを担当させる	やる気を持って担当したか
難易度があるものを割り当てる	異質な業務の体験が育成に効果があることを伝えて行なわせる	能力の開発に意欲的であったか
フォロワーの能力と意欲に配慮して割り当てる	フォロワーの得意な業務、望んでいる業務を実践させる	自信を深めることができたか

②方法

リーダーがフォロワーのために行なうことすべてが育成です。リーダーは育成の方法について評価する必要があります。以下はリーダーの自己評価項目です。

■リーダーの自己評価項目

方法	内容	効果度 A（真摯） B（関わり度が足りない） C（独りよがり） ○をつけて、根拠を記述する。
チームの組み方	①ペアを組ませて先輩に指導をさせる ②プロジェクトチームあるいは委員会に参加させる	A　B　C 根拠
権限委譲	①意思決定に参加させる ②計画の原案を作成させ、共同して検討する	A　B　C 根拠

	③目標を立てさせて自主的に業務を遂行させる	
教える	①指示、命令する ②助言する ③話し合い、議論をする ④誤りを直す ⑤励ます ⑥会議上で指導する	A B C 根拠
見習わせる	①経験や考え方を披露する ②業務を協働する ③自ら実践して、その姿をみせる	A B C 根拠
経験させる	①実際にやらせてみる ②業務を代行させる ③会議に代行出席させる ④他部門と折衝させる ⑤上級の管理者に報告を代行させる	A B C 根拠

臨床外で行なう	①実習を行なう ②面談を行なう ③論文指導をする ④討議をする	A　B　C 根拠
院外で行なう	①見学させる ②講演会、セミナーに参加させる ③通学、通信教育を援助する	A　B　C 根拠

(5) 評価とフィードバック

過程と成果を把握し、目標達成に向けて評価することがリーダーの役割です。評価の結果により育成の活動を修正し、その後の活動を効果的なものにするために活用します。

看護技術は看護業務を遂行するためには必須のものですし、評価はフォロワーの態度や行動さらには業績の達成に直結することになりますから重要です。

リーダーは、過程や成果を見極めて、フォロワーにフィードバックを行ない、育成の質を維持向上するようにします。

4 看護師の「看護実践能力を高める」にはどうしたらいいのか

認知症ケアの質を向上させるためには、基本となる看護実践能力を高めることが必要です。看護チーム力および看護師個々の能力を向上させることは看護管理者の役割です。

看護管理者の立場からすると、看護師の看護実践能力を高めさせるためには、その看護師と真正面に向き合い、問いかけて、本人の研鑽意識を向上させることが一番であると考えます。カンファレンスでの発言、看護記録に記載している内容、同僚の本人に対する評価などから、ある程度は看護実践能力を判定することができるにしても、本人の自覚と体験から自ら学ぶことなくして能力を高めることはできないからです。

本人への問いかけには、看護の基本に関する実践能力に対するものと看護実践のなかで研鑽してもらいたい能力があります。

看護の基本に関する実践能力は、基本的責務に関するものと倫理的実践に関わるものがあります。

看護実践の中で研鑽するものには、専門性の向上、看護品質の改善および継続学習があります。

(1) 看護の基本に関する実践能力

看護の基本に関する実践能力に対する問いかけは、2つの領域があります。

問いかけは、「……しているか」という形式にして、すべて自己対話、つまり一人称で行なわせるようにします。

①私は、看護ケアを実施するとき、患者に目的と方法を説明し、同意を得ているか。

②私は、看護ケアを求められたとき、自分の現在の能力で果たせるかを判断して、実施するかどうかを決めているか。

③私は、患者に今の病状について聞かれたとき、看護師として責任を負える範囲で説明しているか。

④私は、患者や家族に不安を抱かせないように、提供する看護ケアの効果とリスクについて説明しているか。

こうした4つの問いかけを自己対話して、「……していない」と判断したときには、リーダーや看護管理者に直ちに報告させます。

できていないことを報告することにはためらいや恥ずかしさがあるものですが、それゆえにリーダーや看護管理者に受容力と共感力が求められます。

(2) 倫理的実践

①私は、患者が治療について十分に納得していないと察したとき、気持ちや疑問を表出できるようにしている。

②私は、患者が診断や治療について医師に聞けないで困っているとき、代弁者としての役割を果たしている。
③私は、患者の尊厳を守ることを意識しながら日常生活援助を行なっている。
④私は、看護師として知り得た患者の個人情報を、外部に漏れることがないように守秘している。
⑤私は、日常生活援助を行なうとき、その必要性と選択肢を説明した上で、患者の希望を尊重して実施している。
⑥私は、看護ケア上の倫理的問題に気づいたとき、把握した状況を上司や同僚に報告・相談している。

こうした6つの問いかけは、「日々の看護ノート」を作成させて、ノートの記載必須項目にさせることがポイントです。

5つの項目それぞれについて、日々、「yes or no」をマークさせることがよいでしょう。yesとnoの評価には定性的なことが多いので、自己の気づきなくして能力を向上させることは困難です。

(3) 看護実践のなかで研鑽する能力

看護の専門性および看護の質は、体験学習なくして向上なしです。看護実践においておざなりになりがちな事柄は自己認識を促します。

リーダーや看護管理者が定期的あるいは随意に質問します。継続学習については、目標管理制度を導入して、「啓発目標」領域として設定させて目標達成行動を行なわせます。

(4) 専門性の向上

①私は、常に看護実践の根拠を意識して看護ケアを行なっている。
②私は、看護職能団体（看護協会等）や学会から発信される情報に目を通している。
③私は、看護職の役割と機能が患者や家族に伝わるように、看護ケアを行なっている。
④私は、看護の専門性や独自性を明確にして、他の医療チームメンバーと協働している。

(5) 看護品質の改善

①私は、看護部の看護手順やマニュアルが、最新の知見に基づいているかどうかを確認しながら活用している。
②私は、職場で問題となった業務については看護管理者や看護スタッフと話し合い、改善に取り組んでいる。
③私は、病院のアメニティ（設備・備品）が患者にとって不具合であれば、使用しやすいように調整し改善している。

(6) 継続学習

①私は、実践した看護技術の評価を行ない、スキルアップを図っている。
②私は、わからないことがあったら、文献で調べ、先輩看護師、看護管理者、医師などに質問し解決している。
③私は、専門職として能力を維持、向上させるために研修会・学会に参加している。
④私は、看護師としての今後の目標を明確にし、それに向かって自己研鑽している。

第5章 認知症ケアができる看護師の育て方

1 認知症ケアができる看護師の育成

育成とは、立派に育て上げることです。養成とは、養い育てること、教え導いて一定の技能を身につけさせることです。知識を与え、個人の能力を伸ばすための営みです（小学館『日本国語大辞典』）。

学習とは、学び習うことですが、経験によって、新しい知識、技能、態度、行動傾向、認知様式などを習得することです。学修という用語があります。学び修めること、修学のことです。桂離宮・仙洞御所とならび、王朝文化の美意識の到達点を示すものとなっているのが修学院離宮です。

(1) 看護職養成制度

看護職養成制度は、大学、短期大学、専門・各種学校、高等学校専攻科における保健師、助産師、看護師養成、及び高等学校、専修・各種学校における准看護師の養成となっています。看護職者の養成については、「看護師等の人材確保の促進に関する法律（平成4年6月）」ならびに「看護婦等の確保を促進するための措置に関する基本的な指針（平成4年12月）」に基づき大学における養成が増加しています。

看護系大学では、学士課程において、社会の要請に対応しうる資質の高い看護職者、専門的知識・技術とともに、幅広い教養と豊かな人間性、高い倫理観、的確な判断力を有し、医療の場で専門性を発揮しながら他職種と緊密に連携し合ってチーム医療やチームケアを推進できる看護職者の養成をめざしています。

看護学の基本的な知識と技術を体得させるとともに、看護学に関する思考力や応用力、創造性を養い、将来看護学を発展させるための基礎的能力を有する人材の育成をめざしています。

大学院では、看護学の推進と高度な専門的知識及び技術を有する研究者、教育者及び指導者の育成をめざし、看護学の理論及び応用を教授研究しています。

修士課程では、専攻分野における基礎的な研究、教育能力または高度な専門性を有する実践家の育成をめざしています。

博士課程では、専攻分野において自立して研究活動を行ない、教育研究の高度化、多様化を推進できる研究者の育成をめざしています。

看護系大学は、それぞれの理念に基づく教育目標と教育課程を策定し、独自の教育活動を展開しています。また、自己評価や外部評価を行い、その結果を反映させた教育改革に取り組んでいます。

看護系大学には、2つの責務があると思います。1つは、社会に対する説明責任の遂行です。2つは、看護職者に対する継続教育の提供です。

①社会に対する説明責任の遂行

看護系大学設置の趣旨や、大学数が増加している事実は認知されてきましたが、看護系大学が実際にどのような教育を行ない、社会の要請に応えようとしているのか、専修学校や短大での教育と比較して、どんな特徴があるのか、卒業生はどのような能力を持っているのか等学士課程における教育の実態はほとんど知られていないのが現状です。保健師、助産師、看護師の教育を統合して行なうという学士課程独自の教育課程に関するねらいや内容が十分に説明されていないのではないでしょうか。

社会に対する看護系大学での教育コンテンツの提示、社会的評価の活用による教育計画の見直しが必要です。例えば、高齢社会における認知症は今や国をあげての課題ですが、認知症に対する教育プログラムは希薄です。

②看護職者に対する継続教育の提供

看護系大学は、看護職者に対する継続教育、リカレント教育を提供する役割を持っています。編入学制度は、短大・専門学校を卒業した有資格者がより専門性を高めるための教育を受ける制度です。短大・専門学校卒業者の減少や大学院受験資格の拡大により編入学制度に対するニーズは変化しつつありますから制度の在り方について再検討が必要です。

十分な実務経験を持つ看護職に対して、リーダーシップや指導力を備えた実践家となるための教育が求められていますが、大学院修士課程で行なっている看護学の基盤に基づいた高度な専門性を有する看護職者育成のための教育をさらに充実、拡充していく必要性が識者から指摘されています。

臨床に就いている看護職者が実務を継続しながら教育を受け、高度な専門性を有する看護職者として活躍できるような、臨床に就いている看護職者を受け入れる大学院入試制度や修学制度の拡充及び充実が急務です。看護職者を対象とした編入学制度及び大学院教育拡充の早期実現が求められています。

③多様な人材に対する教育の整備・拡充

人間的な成熟が看護職者に求められる資質であることから社会人経験を積んだ人材や他分野を学んだ人材に対する看護学教育の受講の可否が議論されて久しいのですが、多様な人材が入学し、経験を生かして看護学を学ぶことができるような体制の整備は未だ十分ではありません。

認知症に焦点を当てたとしても、認知症患者がすべて病院に入院加療するわけではありませんし、介護施設に入居するにしても数が限られていますから、家族のみならず地域において関心がある者による日常生活の支援に必要な知見や基礎教育の履修など多様な学生を受け入れるための入学制度の見直し、多様な学生に対応できる柔軟な教育体制の整備は必須です。

④看護学研究の充実

看護学が実践の科学としての特徴を反映させた研究を蓄積することは研究成果に基づいた学士課程の教育や現場の看護実践の改善を可能にします。看護系大学が看護学研究の中核としての機能を発揮し、大学教員が自らの研究活動を発展させることができる体制の整備、大学院における研究指導の充実が求められています。大学教員の研究活動体制の整備および大学院教育の充実による看護学研究の発展が期待されています。

（2）看護師の育成は看護師の意欲から

育成は、育成プロセスにおいて看護師がどれだけの意欲を持って参画できるかが成功の鍵になります。「何を育成するか」だけでなく、「どう実践させるか」が重要です。

①自発性の発揮

看護師は専門職ですから看護行為等専門能力の履修は当然のことです。看護師の育成とは自発性を発揮させ、「意欲」「学習する能力」および「問題解決能力」を高め、役割を自己認知し、行動する看護師として育てることです。

役割を自己認知し、行動する看護師として育てることは看護部門の組織ぐるみの課題です。しかし、組織ぐるみで育成することは容易なことではありません。看護師は職人が一人前になると同じように「親の後ろ姿で子は育つ」喩えどおり本人が真似て学ぶものであるという考え方もあるでしょうし、その一方で支援なくして育成は難しいから何よりも育成は看護部門の活動の1つであって「目標を定めて育成活動をする」必要があるという考えがあります。

つまり、育成方法や育成対象の明確化など組織として育成方針を定めることはそう簡単なことではありません。

② 認知症ケアにはプロフェッショナル・アマチュアの姿勢が必要

専門職には停滞は許されません。技術も知識も日々新たなものになっていくからです。看護師は継続教育が求められていますから、生涯を通じて学習し続けることになります。継続教育とは、最新の知識を学び、先端の技を習得し、修得している技を磨き続けるための生涯を通じた学修です。看護師は、絶えず自らを省みて、専門職として十分な資質があるかを問い直すことが求められています。

（1）看護師の継続教育

看護師の継続教育は新人ナースの育成から始まります。新人ナースは看護師として役割を認知し、臨床における役割を学びます。

①新人教育

看護部の多くは、新人教育にプリセプターシップを導入していますが、これは、先輩が新人を教える伝承教育です。教える側をプリセプター、新人をプリセプティと言います。

プリセプターシップの始まりは面談です。相手を知らないことには教えようがないからです。看護師になろうとしたきっかけや看護学校における看護基礎教育カリキュラムを把握します。それから、臨床指導と夜勤教育など組織的教育を展開します。

②階層教育あるいは専門教育

新人ナースに対する教育に続き、階層教育あるいは専門教育などを実施します。チームリーダー教育や看護管理者教育などが階層教育の典型です。専門教育は最新の技術を習得するための看護行為に対する教育、感染防止や安全を確保するための教育等です。患者満足度を高めるための教育も実施されています。しかしながら、認知症ケアに関する教育を看護部ぐるみで実施しているところはまだわずかです。

（2）認知症ケアに求められるプロフェッショナル・アマチュアの姿勢

看護師には看護に対する姿勢が求められます。姿勢とはからだの構えです。事に当たる態度です。

①看護師の役割を受容する

看護師の役割は、保助看法では療養上の世話および診療の補助です。療養上の世話に関するエキスパートでなければならないということです。診療の補助に関することも補助であるからといってアマチュアであっていいわけではありません。医師との連携なくして診療の補助業務はできませんから、医療に関するセミプロでなければならないことになります。

②プロフェッショナル・アマチュア

その一方で、生涯を通じてアマチュアでなければならないことがあります。多くの患者は看護や医療についてアマチュアです。看護師には患者と同じ目の高さが求められています。看護師はエキスパートやプロシェッシャナルとして技量を高めるだけではなく全人格を陶冶しなければならないのです。このことをプロフェッショナル・アマチュアと言います。

全人格の陶冶なくして、人間の尊厳（尊くて厳か）を受け止めることは難しいことですし、自尊心（自分で優れていると思っていること、自ら品位を保つこと）を傷つけることになりかねないからです。

認知症ケアにはプロフェッショナル・アマチュアの姿勢が必要です。

（3）認知症ケアの質

質とは、生まれつきや天性を言います。飾り気がないことも質です。飾り気がないとは質実や質素のことです。認知症ケアには質が求められます。

認知症ケアには質が求められるとは、看護の品質のことを言い、看護の内容、中味そして価値です。看護の品質には、管理と改善があります。管理とは看護を良い状態を保つように対処すること、改善とは悪いところを改めてよくすることです。

看護の質には根幹となる4つのものがあります。看護品質、看護経費、看護工程および医療安全です。

看護品質は、看護師が実践する看護に対してバラツキを少なくすることも含まれます。看護師によって提供する看護に若干の相違があるとしても相違の範囲は許容できるものでなければならないということです。

看護経費は、看護に要する用材などを言います。ムダを排除しないと経費が掛かり過ぎることになり、結局のところ患者や家族に負担を掛けることになります。

看護工程は、看護手順ですが、典型はクリティカル・パスです。

医療安全は過誤や事故を発生させないことです。

看護品質、看護経費、看護工程および医療安全は、認知症ケアの根幹です。

（4）根拠に基づいた行動

根拠とは拠り所です。仕事をするときの拠り所が根拠です。ケアの根拠は主として5つあります。法的根拠、科学的根拠、組織的根拠、倫理的根拠および全人的根拠です。

根拠は看護を実践するために欠かすことができないものですが、患者に対してわかりやすい、見えやすい、ガラス張りの看護を実践することでもあります。認知症ケアには根拠を明らかにすることと必要な時に必要な処置をすることが必要です。

ケアにはしなければならないことをして、その一方で、してはいけないことはしてはならないという原理があります。してはならないことあるいは駄目のことはしないという覚悟です。虚偽も虚偽と思われそうなことも駄目です。隠匿も隠匿と思われそうなことも駄目、何もしないこと、見て見ぬふりも駄目です。根拠なくして認知症ケアなしです。

①法的根拠

保助看法、病院法あるいは医師法などをはじめとした法律にしたがって仕事をすることを法的根拠と言います。違法行為や脱法行為があってはならないということです。

②科学的根拠

知識としては看護理論、技術としては安全で最新の看護行為ですが、仕事をするために職域団体や学会などで受容されたものを使用するということです。

③組織的根拠

看護理念、看護方針、看護手順は看護部が組織として定めたものですから、組織に所属するすべての看護師が拠り所にしなければならないということです。

④倫理的根拠

日看協が定めた看護倫理があります。倫理的とは倫理の法則にしたがうことです。倫理は人倫（人として守らなければならない）の道であり、道徳（人のふみ行なうべき道）です。

⑤全人的根拠

全人的根拠は、知・情・意の完全に調和した円満な人格者であれということです。知識・技術に偏することなく、人間性を全面的・調和的に発達させることを目的とした教育を全人的教育あるいはリベラルアーツと言います。何よりも基本的人権を侵害しないことです。当然に、セクハラやパワハラなどハラスメントは排除しなければならない対象です。

3 認知症ケアに求められる本質は患者の苦痛や訴えを聞くこと

オレンジプランや新オレンジプランが求めていることもそうですが、認知症ケアを実践する本質の1つは患者の苦痛や訴えを聞くことです。

（1）看護の手順

前述しましたが、患者の苦痛や訴えを聞くためには、次のような4つの手順が必要です。

①困っていることを会話や表情から引き出す

②何をして欲しいのかを受け止める

③対応できない内容は他の専門職の支援を受ける

④対応できない場合でも、必要な情報を患者と家族に提供する

看護師は患者の心に届く話し方や説き方を会得しなければならないということです。説明し説得して受容してもらい合意を共有する手順のことを「インフォームド・コンセント」と言います。患者の心を開く聞き方があります。単なる聞き方ではなく、患者の心を開く聴き方つまり傾聴が求められています。

（2）看護過程

認知症ケアには、看護過程および問題解決過程がありますが、2つの過程の本質は、問題解決過程は看護過程でもあるということです。

問題解決過程は、情報の収集、情報の分析、計画の立案および計画の実施の連鎖です。

看護過程は、アセスメント、計画の立案、計画の実施および評価の連鎖です。2つの連鎖にとって起点のなるものが、問題解決過程では情報の収集、看護過程ではアセスメントです。起点が曖昧だったり、おざなりだったりしたら形だけの連鎖にしかなりません。

（3）問題解決過程における情報収集

情報とは目的を遂行するために必要となる知識およびデータです。看護を実践するためには、どのような情報を得ることが必要でしょうか。

①全人的に人をとらえる

例えば、看護診断分類法Ⅱは13の領域があります。ヘルスプロモーション、栄養、排泄、活動と休息、知覚と認知、知覚、役割関係、セクシュアリティ、コーピング（ストレス耐性）、生活原理、安楽、安全防御および成長と発達です。

②認知症ケアを実践するために必要となる情報

看護診断分類法に加えて、認知症ケアを実践するために必要となる情報を収集する必要があります。知識の主たるものは認知症を理解するために必要となる知見です。データの主たるものは症状に関する検査あるいは診断所見です。

③認知症の病態および認知症患者の情報

認知症ケアにとって必要な情報には、病態および認知症患者そのものの情報の両面がありま す。本書の冒頭に述べたことに関連しますが、認知症の症状は十人十色ですから「人」に関す る情報をおざなりにはできません。

対象者の価値観、物事のとらえ方、性格、職業的キャリア、生きてきた環境などの知識をよ り正確かつ的確に収集する必要があります。

④症状による情報

認知症には大きく区分すると2つの症状があります。

1つは、中核症状です。脳の障害によって生じる症状です。記憶障害、見当識障害、失語、失認、先行等です。

2つは、行動・心理症状（BPSD）です。徘徊、暴力行為、もの盗られ妄想、帰宅願望（要求）、治療やケアに対する拒否などです。こうした行動の有無と程度を把握しつつ、行動として顕在化するにはするなりの心理的背景がありますから心理面に関する情報収集が欠かせません。

さらに、従前はできていたことができなくなると、かつての失敗体験が重なって、自己を嫌悪し、否定する傾向がありますから、失敗を認めたくない自負などからの情報収集も必要です。

⑤メソッド（認知症ケアマッピング）

情報収集のメソッドとしては、センター方式、認知症ケアマッピングなど有用なものがあります。

パーソン・センタード・ケア（Person Centerd Care）は、認知症ケアに対する理論の1つです。周囲の人達が認知症の人、一人ひとりの個別性を理解し、その人を尊重した関わりをしましょうという考え方です。

イギリスの故トム・キッドウッド先生が提唱しました。認知症の人の心理的ニーズは、「愛」を芯として「くつろぎ」「自分が自分であること」「愛着・結びつき」「たずさわること」「共にあること」の5つの花びらで表現されています。

パーソン・センタード・ケアを実践するための方法として認知症ケアマッピング（DCM：Dementia Care Mapping）があります。

認知症ケアマッピングは、特別養護老人ホームや老人保健施設、認知症グループホーム等の高齢者施設や病院において、認知症の人が集団で過ごされる場所でマッピングを行ないます。その方法は、5分後毎に約6時間、認知症の人を観察します。その人がどのような状態で過ごされているのか、周囲からはどのような関わりが行なわれているのか等を観察します。

認知症の人の状態や行動を観察することによって、その現場における認知症ケアの実際を確認することにもなります。マッピングで得られた気づきや情報を現場へフィードバックして、話し合いを行なうことで、ケアの振り返りや改善等へつなげることができます。認知症の人にとって安心できるケア実践、その人を中心としたケアを実現していきます。

認知症ケアマッピングを実践するためには、認知症介護研究・研修大府センターが主催するパーソン・センタード・ケアと認知症ケアマッピング（ＤＣＭ）の研修（英国ブラッドフォード大学の教育プログラム）を修了する必要があります。

研修に関する問い合わせ先は、認知症介護研究・研修大府センター、ＮＰＯシルバー総合研究所です。パーソン・センタード・ケアの理念に基づいた認知症ケアに関する勉強会の開催や書籍等の問い合わせは、ＮＰＯその人を中心として認知症ケアを考える会です。

私は、２００６年に認知症ケアマッピング（ＤＣＭ）初級コースを受講し、２００８年に認知症ケアマッピング（ＤＣＭ）上級コースを修了しました。

（4）看護過程におけるアセスメント

アセスメントは、対象者が抱える問題点や優先度を判断するために必要です。ケアの方向性を明確化するためにはアセスメントは欠かせません。

看護過程（情報収集、アセスメント、問題点の抽出、看護計画）のプロセスの主要なひとつです。対象者から得た「主観的情報」と「客観的情報」を相互に連関させて、対象者を取り巻くケアにおける問題点を理論的に分析することです。

①主観的情報

対象者自身の主訴、言動（痛みや苦痛、悩みなど）

②客観的情報

バイタルサインや検査データ、表情、皮膚や排液の状態など、看護師が客観的に把握できるもの

③看護学的な視点で得られた情報を分析する

収集した情報を看護学的な視点で分析する必要があります。

通常、学会などで認められた看護理論をベースとして展開します。

たとえば、次のような看護理論があります。

・V・ヘンダーソン…14の基本的欲求
・M・ゴードン………11の機能的健康パターン
・C・ロイ……………4つの適応形式
・A・マズロー………5つの人間のニードの階層構造（欲求5段階説）
・NANDA………13領域による分類

④認知症患者特有のアセスメントの進め方

アセスメントには高齢者の認知症患者に特有のものとして、3つがあります。1つは、原因となる疾患および重症度合です。2つは、認知機能です。3つは、日々の生活に及ぼす影響です。

要は、こうした3つについて、どのようにアセスメントをするかです。アセスメントの方法は主として2つあります。

〈アセスメントの方法〉

1つは、観察です。対象者の生活を通して正確で具体的なデータを得る必要があります。ア

セスメントのスキルとしては観察力です。

2つは、対象者の言語や身体言語を通してデータを得る必要があります。言語障害がある場合には容易なことではありませんが、何をしていますか等意図的に聞く、そのように思っているのですね等聞き返す、したいことはありますか等確認することによって把握します。

認知症患者の場合、原因と結果が単純系ではないことが多く、複数の原因によって症状として顕在化しています。

認知的機能、身体的側面、心理的側面、社会的側面さらには生活歴など多面観察にとって得たデータを関連性や有機性などからアセスメントすることになります。

(5) 人の行動を類型化することにより問題解決の目安にできる

通常、人の行動を類型化することによって、解決の糸口を知り、対処します。人の行動はおよそ8つに類型化できます。

①計画型……問題解決に向けて計画的に対処し、解決法を検討する
②対決型……困難な状況を変えようとして積極的に努力する
③社会的支援模索型……他人や相談所などに援助を求める
④責任受容型……誤った自分の行動を素直に自覚し、反省する。場合によっては謝罪する
⑤自己コントロール型……自分の感情や考えを外に表さない、問題を慎重に対処する
⑥逃避型……問題から心理的に逃げ出すこと。問題を忘れるためにアルコールや薬物を。感情

を人に当り散らす

⑦**隔離型**……問題は自分と関係がないと思い込み、問題や苦しみを忘れようとする

⑧**肯定評価型**……困難を解決した経験を高く評価し、人生観として困難のあとには発展、進歩があるというもの

しかしながら、解決の方向は見出しても、目安でしかありません。解決のためには、計画を三現主義によって乖離を把握して、乖離を修正しつつ、問題解決のために行動することになります。三現主義とは、現場（臨床での）、現物（物に対する対処）、現状（今、どうなっているか）の3つの「現」を正確に把握して現時点解決するという考え方です。

4 認知症ケアができる人材を育てるOJTリーダーの仕事

認知症ケアには経験知が重要です。経験知を蓄積するためには体験学習およびケア実践が欠かせません。

OJTとは、体験学習およびケア実践を促進するための臨床における先輩から後輩への伝承学修法です。教える者をOJTリーダー、教わる者をフォロワーと言います。

（1）OJTの計画、過程、成果を評価する

OJTの計画、過程、成果について、評価をすることで、OJTは効果度を増すことができます。

①割り当て

看護実践、特に看護技術については、割当てが基本です。

②看護技術の割当て

配慮すること、実践させること、評価することのポイントは次ページの表のとおりです。

（2）面談の進め方

OJTを効果的に推進するために行なう面談です。5つの手順があります。①面談の環境を整える、②OJTに必要な素材を把握する、③面談に必要となる情報を入手する、④面談を実

看護技術の割当て

配慮すること	実践させること	評価すること
漏れが生じないようにする	まとまりのある業務を一貫させて行なわせる	責任を持って担当したか
これまで体験したことに関連づけて割当てる	フォロワーの能力よりも若干高度なものを担当させる	ファロワーはやる気を持って担当したか
内容に困難度があるものを割当てる	異質な業務の体験が育成に効果があることを伝えて行なわせる	能力の開発に意欲的であったか
フォロワーの能力と意欲に配慮して割当てる	フォロワーの得意な業務、望んでいる業務を実践させる	自信を深めることができたか

施する、⑤ＯＪＴの課題と対策が明確になるよう支援する、です。

この手順を例示すると以下のとおりになります。

ステップ①　面談の環境を整える

〈面談時間を設定する〉

・30～60分を目安にする。

・業務に支障がない時間帯とする。

・勤務制の交代前後は避ける。

〈面談の場所を準備する〉

・集中できる空間を設定する。

・カンファレンス室などを使用する。

〈座席配置に配慮する〉

・隣同士に座るなど緊張空間にしない。

ステップ②　ＯＪＴに必要な素材を把握する

たとえば、クリニカルラダーのレベルに応じて素材を準備します。レベル1からレベル4までのクリニカルラダーに対する素材は概ね次のとおりです。

- レベル1……看護記録、看護計画、サマリー、業務点検表
- レベル2……病棟における担当業務に対する実施状況
- レベル3……看護観や死生観などに対する考え方／チームリーダーとしての関わり方／委員会活動／事例体験や事例研究レポート
- レベル4……事例体験レポート
- すべてのレベルに共通するもの……職場における教育計画／研修参加状況および受講報告書／カンファレンスの参加状況および発言内容

ステップ③　面談の必要となる情報を入手する

〈目的の理解〉

- ＯＪＴの目的

〈目標の設定〉

- 具体的な目標の設定

〈到達値の把握〉

- 評価の良いナースと評価の低いナース

ステップ④　面談を実施する

〈意見を交換する〉

- 看護部の基準や手順を基にする

・ラダーの到達目標をガイドにする
・できていることとできていないことを明確化する
・評価の相違を十分に話し合う
・評価の合意をえる
〈助言・指導を行なう〉

ステップ⑤　ＯＪＴの課題と対策が明確になるように支援する

・基準に達していない部分を提示する
・再挑戦を促す
・課題と対策を話し合う
・計画書に落とし込むために指導する
・実施を支援する

（3）フォロワーの成長過程を見極め適切なフィードバックを行なう

過程と成果を把握し、目標達成に向けて評価することもＯＪＴリーダーの役割です。評価の結果によってＯＪＴの活動を修正し、その後の活動を効果的なものにしていきます。

看護技術は業務遂行能力にとって必須のものですし、その評価はフォロワーの態度や行動さらには業績の達成に直結することになります。

ＯＪＴリーダーは、過程や成果を見極めて、フォロワーにフィードバックを行ない、ＯＪＴ

の質を維持向上するようにします。

（4）ＯＪＴリーダーの役割はフォロワーの実践能力を高めさせること

看護師の看護実践能力を把握することが手始めです。ＯＪＴリーダーの主要な役割の１つは、フォロワーの看護実践能力を高めさせることです。ＯＪＴリーダーはフォロワーと真正面に向き合い、問いかけて、フォロワーの育成意識を向上させることになります。

【何のために向き合い、何のために問いかけるのか】

フォロワーの看護実践能力を向上させるためです。フォロワーの現有能力を自己認識させ、フォロワーの学びたいという意欲を喚起させるために向き合うのです。

フォロワーへ問いかける対象は看護実践能力です。看護の基本に関する実践能力に対するものと看護実践の中で更なる研鑽をしてもらいたい能力があります。看護の基本に関する実践能力は、基本的責務に関するものと倫理的実践の関わるものがあります。看護実践の中で研鑽するものには、専門性の向上、看護品質の改善および継続学習力です。

（5）ＯＪＴで研鑽する能力

ケアの専門性およびケアの質は、体験学習なくして向上なしです。看護実践においておざなりになりがちな事柄は自己認識を促すことです。ＯＪＴリーダーが定期的あるいは随意に質問することも必要です。

【専門性の向上】

・常に看護実践の根拠を意識して認知症ケアを行なっているか
・看護職能団体（看護協会等）や学会から発信される認知症に関する情報に目を通しているか
・看護職の役割と機能が患者や家族に伝わるように、認知症ケアを行なっているか
・認知症ケアの専門性や独自性を明確にして、他の医療・看護チームのメンバーと協働しているか

【体験学習】

・認知症患者に実践した看護行為（看護スキル）の評価を行ない、スキルアップを図っているか
・認知症についてわからないことがあったら文献で調べ、先輩看護師、医師などに質問し解決しているか。
・専門職として能力を維持、向上させるために認知症ケアに関する研修会・学会に参加しているか。
・看護師としての認知症ケアの目標を明確にし、それに向かって自己研鑽しているか。

5 認知症ケアの核心

認知症ケアは多くの看護師にとっては経験知の乏しい領域です。認知症が病気として位置づけられたのが21世紀になってからということにも関係しています。たとえば、特養に勤務する看護師は認知症ケアを担当していますが、療養上の世話の領域よりも、かつて痴呆と表現されていた時代のケアを原型とした主として日常生活の支援に関わるケア実践です。

今や、高齢者の15%を占める病気が認知症ですから看護師の看護業務として従前にも増して重要です。認知症ケアの知見なくして看護業務なしといっても過言ではないと思います。

そこで、看護師は認知症とどのように向き合うのかが課題となります。

(1) 認知症と向き合う

①医療専門職として向き合う

看護師は国家ライセンスを有する医療専門職です。個々の職業上の行動を自ら規制して継続的に実践する責任を負っています。

Medical Profession には知識、技術、行動、倫理などに関する研鑽が求められています。今や、日本国内はおろか世界の人類病の1つとされるようになった認知症と向き合い、ケアをするためには介護保険法が定める介護職の行う日常生活の支援とは異なる医療専門職としての役割を実践することが看護師の責務です。

②プロフェッショナル・フリーダムとして向き合う

認知症の専門性（プロフェッション）にはプロフェッショナル・フリーダムがあります。プロフェショナル・フリーダムとは、「病は医者、歌は公家」、「餅屋は餅屋」のたとえがあるように何事においても、認知症は病気であるという観点から医療専門家に任せるのが一番良いということです。専門家の立場からすると周囲から束縛されずに言論、表現、思想などを表明できることでもあります。

③プロフェッショナル・オートノミーとして向き合う

オートノミー（autonomy）とは自分の行為を主体的に規制すること、つまり自律です。フリーダムの範囲は専門家が身勝手に決めるものではないということです。認知症ケアは、自らの職業的判断を気ままに行使できるものではありません。プロフェッショナル・オートノミーあってこそのプロフェッショナルフリーダムです。

④認知症患者にはアドヒアランスが求められる

認知症患者が積極的に治療方針の決定に参加し、その決定に従って治療を受けることを言います。

アドヒアランス(adherence)は、治療内容、患者側因子、医師側因子、患者・医師の相互関係という観点からするとコンプライアンスとは異なります。たとえば、服薬アドヒアランスは、治療法は患者にとって実行可能か、服薬を妨げる因子があるとすればそれは何か、解決するためには何が必要なのかについて、医師等医療専門職が患者と相談して決定していくというものです。

（2）医療職である前に一人の人間として向き合う

認知症患者に対する向き合い方は、医療専門職としての専門性を発揮する前提が必要です。それは、人間同士が向き合うことであり、向き合い、寄り添い、後押しすることが求められています。

①向き合うこと

向き合わないとネグレクトしたことになります。

②寄り添うこと

寄り添わないと威張っているということになりがちです。

③後押しすること

後押ししないとお世話をしたくないと思われがちです。

（3）認知症ケアは看護師の仕事であることを教える

認知症ケアは看護師の仕事です。以下は、国際看護師協会（１９６５年／改訂１９８７年日本看護協会訳）の看護師の定義を引用したものです。認知症は病気であり、病気であるから認知症に対して、5つの仕事があります。

①学校における看護基礎教育

学校による認知症に対して看護基礎教育が必要です。もしも、学校で認知症に対する看護基礎教育が十分でなければ院内において入職者教育を行なう必要があります。

看護基礎教育には、2つの目的があります。目的の1つは、「基礎的な看護実践のために」です。一般の看護実践のためのものと、看護はチーム看護が原則ですから「看護チームおける役割」です。目的の2つは、卒後教育に向けた目的志向教育です。科学性を教示する必要があります。

②認知症ケアに関する実践教育

看護業務基準（1995年／改訂2007年　日本看護協会）による4つ（健康の増進、疾病の予防、健康の回復、苦痛の緩和）の看護業務のいずれにも認知症ケアは関りがあります。認知症ケアは、病後のケアのみではありません。認知症の予防に必要な実践教育も含まれます。

③看護実践とは何かを教える

認知症ケアの看護実践とは何かを教えることです。看護実践とは何かは3つのことが複合されています。

1つは、看護師が対象である認知症患者に働きかける行為が看護実践です。

2つは、看護業務の主要な部分をなすものです。

3つは、看護教育と比較すると看護そのものに最も近い用語です。

④看護業務の実践を教える

看護業務の実践には、保健・医療・福祉の領域があります。保健とは保健師とともに行う領域です。医療とは医師とともに行なう領域です。福祉とは介護職とともに行う領域です。

看護業務の実践には、看護の提供の主体、看護の様式、健康レベルがあります。認知症ケアとしては、例えば、健康レベルについては看護倫理として行なうことが重要です。

⑤認知症患者に対する日々の看護業務

5S行動、日常維持活動および問題解決活動があります。

5S行動とは、病院全体に対しても言えることですが、認知症患者の病室とくに病床が対象です。整理、整頓、清掃、清潔そして躾です。こうしたことは認知症患者がだらしないとかちゃらんぽらんであるということではありません。病室と病床の5S行動は基本中の基本です。どこに置いたか忘れたなどという場合のそもそもの躾は定位置定収納です。

日常維持活動とは日々の認知症ケアのことです。認知症ケアは、病気の治療にのみ、パスが必要になるのではありません。療養の世話に対してもパスが必要です。

問題解決活動は困難を解決する活動です。認知症の症状は、回復に向かうこともありますが、進行することが多いものです。状態が変化することから問題解決活動が欠かせません。

6 認知症ケアの実践力

看護実践のためのスキルを学修させることが看護師のケアであり、例えば、認知症ケアに対する実践力を高めることになります。

(1) スキルとは

スキルとは熟練や優れた腕前のことです。看護師は職能人です。職能とは職業上や職務上の能力であり、能力は、物事をなし得る力です。能力は、はたらきであり、職業や職務の果たす役割でもあります。

クリティカルラダーの区分で、看護師の最上位者を「達人」と呼称する看護部がありますが、Skillful（熟練）よりもExpert（熟練した人）、更にはMaster（達人）として遇されるという意味づけです。達人の称号は容易く手に入るものではありませんが、日々の研鑽によって誰にでも到達可能な対象です。

(2) 能力を学修させる

看護実践にはコンセプチュアルスキル（概念化能力）およびテクニカルスキル（看護行為等技術力）が欠かせません。

コンセプチュアルスキルとテクニカルスキル

コンセプチュアルスキル	理解度の目標値
病院の役割	①病院の理念、方針、組織について説明することができる。 ②院内の組織機能および部門間の連携体制を理解する。
看護部の役割	①看護部の理念、方針、組織について説明することができる。 ②看護部の運営体制および教育の仕組みがわかる。
安全管理	①医療安全管理体制について説明できる。 ②インシデント・アクシデント時の対応について説明できる。
看護倫理	①患者の基本的権利および自己決定権について説明できる。 ②患者の尊厳、権利を擁護するための看護師の行動がわかる。

テクニカルスキル	習得度の目標値
感染防止の技術	①院内感染防止対策について説明できる。 ②針刺し事故防止対策の実施と事故後の対応がわかる。
採血の技術	①静脈血採血の部位と留意事項及び合併症について説明できる。 ②看護手順に基づき採血ができる。
ＭＥ機器の操作	①日常的に使用するＭＥ機器の使用目的および適用が説明できる。 ②輸液ポンプ、シリンジポンプが手順どおりに使用できる。
活動・休憩の援助技術	①体動や移動に留意が必要な患者がわかる。 ②体位変換、車椅子およびストレッチャーの移動介助ができる。
記録・報告	①診療録、看護記録の目的がわかり、基本的な記載方法が説明できる。 ②個人情報、診療情報の提供、情報開示について説明できる。
健康管理	①自己の健康管理を実践する。 ②自己の健康について異状を感じたときは直ちに報告できる。

(3) 認知症に対するスキル

認知症スキルに求められる、看護実践のための基本なくして認知症ケアの実践はできません。看護実践のための基本的のコンテンツ（内容）を例示すると次のとおりです。

看護実践のための基本的のコンテンツ

看護実践のための基本的のコンテンツ	コンテンツの要素
認知症ケアに対する基本的姿勢	①自覚と責任ある行動 ②認知症患者の理解 ③認知症患者および家族との良好な人間関係 ④組織における役割認知 ⑤組織行動の適切な理解 ⑥生涯における継続的自己学習
認知症ケアにおける看護技術（看護行為）	①環境調整技術 ②食事援助技術 ③排泄援助技術 ④活動・休息援助技術 ⑤清潔・衣生活援助技術 ⑥呼吸・循環を整える技術 ⑦創傷管理技術 ⑧予薬の技術 ⑨症状・生体機能管理技術 ⑩苦痛の緩和・安全確保の技術 ⑪感染防止の技術 ⑫安全確保の技術 ⑬救命救急処置技術 ⑭入退院の取扱い ⑮逝去時の看護
認知症ケアに関する看護技術を支援する要素	①認知症患者の医療安全対策について実践できる ②認知症患者および家族への説明・支援ができる。 ③認知症患者の看護に必要な判断と基本的な看護技術の提供ができる。
認知症ケアに関する看護実践における管理的事項	①安全管理 ②情報管理 ③業務管理 ④薬剤等管理 ⑤災害・防災管理 ⑥物品管理 ⑦コスト管理 ⑧教育的側面（指導と助言）

（4）ヒューマンスキルで大切な大切なコミュニケーション能力と職業観の育成目標

認知症ケアを担当する一人前の看護師としてのヒューマンスキルの育成目標を例示すると以下のとおりです。ヒューマンスキルとは対人関係能力のことですが、主として、コミュニケーションスキルと職業観です。

コミュニケーション能力

必要な能力	定義等	新規の認知症ケアを担当することになる看護師	認知症ケアにSkillful（熟練）レベルに対している看護師
意思疎通	自己主張と傾聴のバランスをとり、効果的に意思疎通すること	**・情報伝達** 例：情報を正確に伝える。 **・意見の主張** 例：自分の意見を主張する。 **・傾聴する姿勢** 例：相手の意見に耳を傾ける。 **・双方向の円滑なコミュニケーション** 例：他者の言葉を正確に聞き取り理解する。 **・意見集約** 例：他者が言ったことを適切に取りまとめる。	**・情報伝達** ⇒情報を確実にしかも時宜に適って伝える。 **・意見の主張** 例：場面に応じて自分の意見を主張する。 **・傾聴する姿勢** 例：相手の意見に耳を傾け更に相手から話を聞き出す。 **・双方向の円滑なコミュニケーション** 例：他者の言葉に表されない、ないしは部分的にしか表されない考え方、懸念を正確に聞き取り、理解できる。 相手の行動や思考パターンから相手が明確にしていない意図や意思を的確に推察する。 ・意見集約 例：他者が言ったことや言おうとすることを適切に取りまとめる。
協調性	相手との調整を図り調和を保つこと	**・相手の尊重** 例：相手の人格を傷つけない。 **・組織と人間関係** 例：異なる状況、組織や人間関係を築く。	**・相手の尊重** 例：相手との社会的位置関係を認識し臨機応変にやり方を変える。 **・組織と人間関係** 例：異なる状況、組織や人間関係を素早く築く。
自己表現能力	状況に合った訴求力のあるプレゼンテーションを行なうこと	**・明確な説明について** 例：伝えたいことを正確に説明する。自分の意志を適切な方法で相手に伝え、的確な理解と行動を促す。 **・図表等を用いた表現** 例：具体的情報を絵や図表を用いて表現する。	**・明確な説明** 例：自信を持った態度で説得力のあるプレゼンテーションを行なう。自分の意志を適切な方法で相手に伝え的確な理解と行動を促す。 **・図表等を用いた表現** 例：図や視覚効果などを使って伝えたいメッセージが明確で説得力を持つようにエ夫する。

職業観

必要な能力	定義等	新規の認知症ケアを担当することになる看護師	認知症ケアにSkillful（熟練）レベルに対している看護師
責任感	社会の一員としての役割の自覚を持つこと	・社会人、看護職として役割と責任 例：手を抜かずまじめに対応する。自分の仕事の約束を守る。法的・倫理的な問題を起こさない。	・社会人、看護職として役割と責任 例：組織が目指す目標や要求する行動基準を理解し、その実現に貢献する。あらゆる状況下において社会や組織のルールを遵守し、自分の発言と行動を一致させる。
向上心・探究心	働くことへの関心や意欲、進んで課題を見つけレベルアップを目指すこと	・目標設定と達成志向 例：自ら目標を設定し、それを達成するまであきらめずに粘り強く取り組む。	・目標設定と達成志向 例：高い目標を掲げる謙虚に自己反省をし、日々成長し目標を達成しようとする姿勢を維持する。問題の解決や探求活動に主体的・創造的に取り組む。
職業意識勤労観	職業や勤労に対する広範囲な見方・考え方を持ち意欲や態度等で示すこと	・職業観・勤労観 例：看護師としての職業的意義および価値を理解している。	・職業観・勤労観 例：タスクを達成する自分自身の能力に対する信念や確信を持っている。個性や知恵を発揮し自己実現の追求、自己の社会的意義を高める。プロとしての誇り、職業モラルを持っている。

7 認知症ケアのロールモデル

認知症ケアの手順は医学的根拠をベースとして経験知などからケアマニュアルで定めることです。ケアマニュアルどおりケアを実践させることによってある程度は対応できます。看護管理者やリーダーがマニュアルどおりにやってみて、検証した結果、齟齬がないとしたら院内の認知症ケアの標準と位置付けることができます。看護管理者やリーダーがマニュアルどおりにやってみせることをロールモデルと言います。

（1）モデルを示す

看護師に限ったことではありませんが、担当者は先輩、リーダー、上司の業務に対する姿勢から多くのものを学びます。看護師は、看護業務に対する取組む姿勢や態度さらには看護観などをリーダーや看護管理者の日々の行動から大きな影響を受けています。

①ロールモデル

看護管理者（リーダー）が、看護師（フォロワー）に対して看護業務の模範演技をして手本を示すことがロールモデルです。百聞は一見に如かず、です。実際の場面や演技を見ることで理解が促進できます。リーダーが、フォロワーに看護業務を口頭や資料を用いて説明するだけではなく、実際の看護業務の役割演技をして見せて、リーダーが行なったことを実践させるというものです。正しいモデルを示すことが必要です。

②ロールモデルの仕方

ロールモデルの典型的な仕方は3つあります。1つは、範を示す示範《しはん》です。2つは、先立って模範を示す率先垂範《そっせんすいはん》です。3つは、絶えずOJTリーダーがまずは先頭立って実践する率先躬行《そっせんきゅうこう》です。

（2）示範の留意点

リーダーのフォロワーに対する留意点は以下の3つです。

①フォロワーの手ごたえや態度を観察する

フォロワーは、リーダーならできて当たり前と思いがちです。そうした気持ちのフォロワーは傍観者になりかねません。フォロワーが自分は知識がないし、実践する能力もないという気持ちでいるようでは示範の効果は期待できません。リーダーはフォロワーの顔の表情などをよくよく観察し、「人を見て法を説け」の姿勢で対応することが効果的です。

②実際の看護業務どおり手順どおり順序だてて行なう

説明する、実践する、実践させる、この3つの段階を踏んで行ないます。段階ごとにフォロワーの手ごたえを見ながら、緩急をつけて行なうと効果的です。

③自信をもって、しかも普段どおり行なう

リーダーが戸惑ったり、手順を間違えたりでは逆効果になりかねません。リーダーは、難しいことを示範するのではなく、普段どおりのいつものことをいつもどおり行なう必要があります。リーダーの行動にフォロワーが共感し、自己もリーダーのようになりたいと思ったときに示範の効果が出るものです。正しいやり方を自分もしてみたいという受容することなくして効果は期待できません。

(3) 率先垂範の留意点

リーダーのフォロワーに対する留意点は以下の3つです。

①看護マニュアルや看護手引きなど組織が決めたことを実践する

リーダーが看護師として正しいあり方を率先して示すだけでもフォロワーを動機づけることができることがあります。

率先垂範は、フォロワーを感化することではありません。感化とは相手の心を自分が思った通りに変えさせることです。

②定着化させるようにする

リーダーがたった1回、モデルを示しただけでフォロワーが修得できるものではありません。短時間で効果がないからといってあきらめてはいけないということです。

③高圧的な態度はタブーである

リーダーが自分の実力を誇示するために率先垂範があるわけではありません。高圧的な言い振りや強制的な押し付けでは効果が上がりません。

（4）率先躬行の留意点

リーダーのフォロワーに対する留意点は以下の10あります。

①自ら実践する

リーダーが実際にやる。少なくとも3回は行なう。

②実践していることを見せる

フォロワーに観察させる。3回とも観察させる。1度目より、2度目、2度目より3度目と見る箇所が変わっていたらしめたものです。

③ポイントを説明する

ポイントとは、リーダー自身が感じる難易度などのポイントではなく、正しい看護実践をさせるためにフォロワーの視点に立ったポイントです。

④理解度を確認する

時に、質問などをして理解度を確認する必要があります。

⑤実践させる

フォロワーに実践させます。３度は実践させたいものです。

⑥克明に観察する

フォロワーの行動を克明に観察します。フォロワーにとって些細なことと思っても、看護実践では重要なことはあるものです。手抜きや手順違いも結果オーライにしてはいけないということです。

⑦良くできた箇所を記録する

人は叱られて育つこともありますが、大概は褒められるから育つものです。フォロワーが良くできたところを具体的に記録しておいて、後々、活用します。

⑧良いところを褒める

単なる、褒め言葉は逆効果になりがちです。記録した良い箇所をフィードバックして褒めると効果が上がります。

⑨自信を持たせる

成功体験は人を成長させるものです。失敗体験も人を成長させますから、失敗を叱るのではなく、どうすれば良くなるのか対話をしつつ気づきを待つことも必要です。

⑩率先躬行のロールモデル

認知症患者に対するケアには認知症患者特有の行動を把握する必要があります。そこで、認知症患者の行動特性を認識することが先決です。そのうえで、なすべきケアに対する要点をロールモデルとして示すことです。

認知症患者の行動—その①

事　例	行動の特徴	症　状
徘徊	夜間に徘徊し、廊下で眠ってしまう。	見当識障害
無断外出	病院から出ていく、出ていくと言って止まない。	せん妄
散歩	道がわからなくなってしまう。	失認
帰宅願望	家に帰るとベッド柵を叩く。看護師に帰宅を強く要求する。	興奮＆混乱
購買	売店で不用品大量購入。 買い物をしたこと、支払いをしたことの記憶がない	記憶障害
会話	うなづきはあるが、言葉にならない。何を言いたいかわからない。	運動性失語
離床	ベッドから降りようとする。トイレに行くとベッドから起き上がる。	記憶障害
安静受容	安静を保つことができないで離床して動き回る。	見当識障害
睡眠	昼間に睡眠をとり、夜間に眠れない。夜間の幻覚を覚えていない。	幻覚
日中の睡眠	昼間、寝ていて、声掛けに生返事をする。	傾眠
妄想	死んだ息子が帰ってくる。殺されると訴える。	幻覚＆妄想
妄想	現金を盗られたと訴える。指輪やイヤリングを盗られたと騒ぐ。	妄想（物盗られ）
行動異常	点滴ラインを抜去してしまう。 ベッドで喫煙をする。	せん妄
入院無自覚	入院中であることを認識できないまま点滴を繰り返し抜去してしまう。	見当識障害

認知症患者の行動―その②

事　例	行動の特徴	症　状
治療の拒否	点滴を拒否する。	治療拒否
訴求	吐き気や痛みを訴えない。	失語
つじつま	同じことを何度も繰り返す。ナースコールをしない。	短期記憶障害
誤認	家族が認知できないままに面会を受ける。	人物誤認
胃管の抜去	胃管を自ら抜き取ってしまう。	せん妄
服薬	薬を飲んだことを覚えていない。	記憶障害
食事	食事をしたことが思い出せない。食べたことを忘れて要求する。	記憶障害
手順	今まで得意だった料理の段取りがわからなくなる。	実行機能障害
注意	食事中、注意が削がれると手に持った碗を落としてしまう。	注意障害
更衣	服を脱ぐことはできるが、着衣できない。	着衣失行
異物摂取	トイレペーパーやティッシュを食べる。	異食
放尿	オムツを外して、ところかまわずに失禁する。	排泄失敗
トイレ	ベッド上で放尿や排便をする。トイレの場所がわからない。	見当識
清拭	痛いと言って清拭を拒否する。	記憶障害
迷惑行為	怒鳴る。消灯後、騒ぐ。	易怒的言動
暴力行為	突然、暴力を振るう。	攻撃性
性的逸脱	卑猥な言動を繰り返す。看護師の身体に触れる。 下半身を露出する。	性的言動

8 看護管理者による育成のポイント

看護管理者が望むとおりに認知症ケアを看護師に実践させること、あるいは認知症ケアマニュアルどおりに実践させるためにはどうすればよいでしょうか。集合研修による育成が功を奏さないのは、育成の仕方そのものを上（看護管理者）が正しいと信じていても、下（看護師）はそうは思っていないからです。看護師をして認知症ケアに必要な行動に自発的に駆り立てること、これが、効果のある看護師の育成法です。

（1）認知症に対する知見や経験知を確認する

認知症に対する知見や経験知を確認する目的は、能力価値を見極めて、看護師を認知症ケアに駆り立て、自己成長欲求を支えるためです。

①能力価値

認知症ケアに対して優秀な看護師は、学歴があるとか経験が長いとかではなく、認知症ケアに効果的なケア実践ができる看護師のことです。

看護管理者には能力価値の高い看護師を好遇する一方で能力価値がない看護師を高く評価してはならない責任があります。看護管理者は能力価値を評価する責務が求められますが、能力を育成する責務は看護師自身の課題です。

能力は、知識、技術、意欲から成り立っています。知識は専門理論や仕事に対する認識力、技術は専門知識を応用する手段、意欲はその仕事を自らしたいと心に思うことです。能力価値は期待どおりに仕事を成したかどうかで決まるものです。仕事に必要な行動の出来不出来から能力価値を評価する必要があります。能力価値を評価するためには、看護師の働き方そのものに焦点を当てて観察しなければなりません。

②看護師を認知症ケアに駆り立てる

看護管理者の仕事のうち決して手抜きをしてはならないものがあります。看護師を業務に駆り立てる仕事です。仕事に駆り立てる方策はいくつかありますし、当然にこれまでも実践しておられる事柄です。命令や抑圧による駆り立てても時には効果がありますが、概して、看護師がその気になることは少ないものです。看護管理者の駆り立てという行為に対して看護師の受容、納得があいまって看護師は自ら能力育成行動に向かうものです。

看護師を仕事に駆り立てるためには、看護師に仕事の意義とかその仕事の価値などが明確に理解できるような動機づけ（モチベーション）を行なう必要があります。モチベーションとは、看護管理者の望むとおりの仕事を行うことによって看護師に利益が得られる、ということを看護師に確信させるための感情操作の技術といってもよいと思います。

（2）看護師の感情を方向づける

感情が引き起こされなければ行動は起こりません。看護管理者が望むとおりに看護師の感情を方向づけることができるとしたら、看護管理者の考えどおりの方向へと看護師の考えや行動を導くことができます。

看護師が看護知識や看護理論だけで自らを仕事に駆り立てるなどということはほとんどないと思います。仕事に駆り立てるものの一つに理性もありますが、行動そのものは自己の内面にある感情あるいは情緒によって引き起こされるものです。

看護管理者として、看護師の考えを認識し、担当させる仕事、例えば、認知症ケアに対して看護師が持っているイメージを確かめることが手始めです。

①看護師の感情を方向づける

看護管理者は常に看護師の利益について話すよう努めてください。その看護師に認知症ケアをアサイン（担当）させたいと思ったとします。看護管理者は看護師と話をする前に自己対話してください。

「どうすれば認知症患者が望んでいる認知症ケアを、担当看護師は手に入れられるだろうか。どのような手助けができるだろうか」

②積極的なアプローチ

看護管理者の言葉は看護師に共感を得ることができるものでなければなりません。看護管理者と看護師では欲求の種類や深さに相違があるものですが、共通する欲求が多いことも事実です。看護管理者として看護師に持たそうと思う欲求は、実は、看護師の欲求にほかならないからです。大切なことは、その欲求を看護師がどの程度持っているか、言い換えますと、その欲求は看護師を動かす力をどの程度持っているかということです。

③仕事で成果を出したい

患者に感謝されたい、看護管理者や先輩に評価されたい、これが仕事に必要な能力価値を具体化する基盤です。看護師が仕事に必要となる能力価値を具現化することが能力の開発必要点です。育成の基盤は、仕事（職務）の達成度合を明確化することです。

④成果を出すための行動

そこで、看護師に5つのことを行動させてください。

・仕事の達成度合を明確化する
・達成度合に到達するための行動の仕方を具体化させる
・そのとおりの行動ができるのかどうか自己診断させる
・経験がないもの、全く未知との遭遇といってよいものを開発領域として明示させる
・どのように、いつまでに習得するのかを決意させる

この手順は、看護師の能力開発の段取りです。

（3）自己成長欲求を支える

成果を出したい、認められたい、こうした意欲は仕事をするうえで最も重要な感情です。自

己成長への熱い思いなのです。しかし、その感情だけで仕事が成功するものではありませんし、何よりも成果が出なかったり、認められなかったりしたら、その反動は自己成長どころか自信喪失ということにもなりかねません。

そこで、伸びたいという自己成長欲求を支える行為や支援が必要となります。それは、ちょっとしたことでよいのです。まずは、看護師の開発領域を確認するところからはじめてください。認知症ケアに全く興味がないとしたら興味を持つ情報がないからかも知れません。

そうした場合には、認知症ケアは最早、世界中の関心事であり、看護師が関心を持つ領域であるということを対話して、オレンジプランや新オレンジプラン等の資料を手渡して自己学修させてください。

①認知症ケアのエキスパートへの道

・認知症ケアを実践する理由と根拠は何かを対話する

認知症ケアに関する専門知識が乏しいからか、専門技術を保持していないからか。あるいは認知症ケアそのものの意義が理解できないからか、対話して課題を明らかにしてください。

・認知症ケアは具体的な育成目標になっているのかを確認する

どのように、いつまでに、育成していくのか。不安はあるか、何か手助けして欲しいことがないか。この2つのことを確認することは、看護師に自己の育成目標をより現実的に感じさせ、しかも実現可能度を高めさせることになります。

・認知症ケアのエキスパートとして成長するための里程表を作らせる

育成目標には、いくつかの里程表を組み込む必要があります。里程表は週間、月間、季刊そして半期というように時間からみたものに、能力の習得度合いを診断してどこまでできるようになったのかを明確にするために必要です。

②感情を削がないためのポイント

そして、能力価値を高めるための育成支援です。一番大切なことは看護師の伸びたいという欲求感情を削いではならないことです。そのための次のようなポイントがあります。

・認知症ケアに興味を持たせ、興味を持続させる

好奇心に訴えるために、的を射た情報を提供することです。口頭であるいは資料を手渡しするなどというのも効果があります。

・能力育成の必要性を感じさせる

認知症ケアは必ず看護師に利益がもたらされるという印象を抱かせることです。いろいろあると思いますので、看護師の性格などに応じて使い分けてください。

・自己成長したいという看護師の欲求感情を際立たせる

時に、新人時代のことを思い起こさせ、かつて能力が明らかに伸びたときのことを語ってあげてください。成長したいという感情そのものによい印象を与えて、認識をあらたにしてあげてください。

・時にリラックスさせる

窮屈な思いに至り、やや自信が無くなったときにはくつろがせることです。仕事に立ち向かうものは一本槍で突くだけではなく、退いてみることも大事なときがあることを語って聞かせることです。

・育成しつつある領域をおおまかに提示する
習得できている箇所を提示し、能力育成への関心を高め、目的に向かって更なる効果的な後押しを行なってください。

（4）要注意な状況があった場合の対応

看護師が悩みを持っているとき、自己育成が上手くいっていないときなど要注意な状況というものはある程度類型化できるものです。

①類型化
・身体をゆすり、そわそわしている
・顔を天井に向けたり足元に向けたりしている
・看護管理者の話を聞く看護師の視線が揺らいでいる
・独り言や仲間との私語が増えている
・納得のいかないというような難しい顔をしている
②注意を喚起する

こうした状況のときには看護師の注意力を喚起してください。

注意を喚起する方法はいくつかあるものです。看護管理者自らすぐにできる注意を喚起する方法を提示しておきます。

・声の調子を上げ、活気を出す
・前に話した論点やポイントを繰り返す
・看護師に歩み寄ってさりげない話をする
・自ら体験を話して聞かせる
・地域や他の医療機関での体験を語る
・認知症ケアに関連のある資料やケアのサンプルを手渡す
・認知症患者との体験を話す
・認知症ケアに関する間接的な話しをする（他人の個人的経験）
・自分が得た成長のメリットを語る
・看護師に認知症ケアに関する改善に必要な意見や感想を求める
・即答対応（その場で回答する）とブーメラン型対応（看護師に答えさせる）を活用する

（5）成長したいという看護師の思いを看護管理者も共有する

看護師が成長したいと思う感情は、看護管理者が共有しなければならない感情です。

①共感する

誰でも自己成長したいと思うものです。「看護師が成長したいと思う感情は、私、看護管理者の感情でもある」という共感性を高めることが看護管理者に求められます。そのために看護師に見える看護管理者の容（かたち）を日常行動に取り入れてください。

看護管理者には共感性があると看護師に受け入れられること、これが、能力育成のための看護管理者の後押しなのです。

②看護管理者の行動品質

看護管理者としての職場での態度や話し方等行動品質をあらためて自己確認してください。

- 表情の基本
- 笑顔が基本
- 活気に溢れている
- アゴを引きすぎると神経質に見える
- 温かみと親しみやすさを感じさせる
- 媚びた態度は嘘をついているように感じさせる
- わかりやすい話し方
- 楽しそうに話す
- 看護師にわかる職場共通語を使う
- 間を効果的に使う

・ゆっくりとしたテンポで、しかも単調にならないようにする
・耳障りな言葉遣いの癖をなくす
・くどくどした言い回しはしない
・抽象的、難解な表現は使わない
・外来語や数字は効果的に使う（多用しない）
・メッセージポイントは繰り返す
・感情をやたらに昂ぶらせない
・魅力のある声を出す
・発音が明瞭である
・声量、高低にメリハリがある
・ゆったりとしたペースである
・姿勢を正して、腹から声を出すようにする

⑨ 認知症ケアの実践で必要な心構えとは何か

認知症ケアの実践には、丁寧、思いやりなど人として向き合う姿勢が求められますが、メソッドの活用も必要です。ユマニチュードは、注目を集めている認知症ケアメソッドです。ユマニチュードは、認知症の人をケアするために、イヴ・ジネスト氏（フランス）によって開発されました。見る、話しかける、触れる、立つの方法が柱となっています。ユマニチュードの技法によって、認知症患者が落ち着いて過ごすことができたり、ケアを実践する人の精神的負担が減少したりするなどの効果が報告されています。

（1）傾聴力を高める

認知症ケアの第一歩は、認知症患者の話を聴くことです。認知症患者の言いたいことをこころと耳を傾けて注意深く聴くことです。起こっている事柄、意図、感情、隠れたメッセージを聴くことが認知症ケアを担当する看護師の第一の責務です。

傾聴とは、耳を傾けて聞くことです。熱心に聞くことです。熱心に聞くことではありますが、根ほりはおり聞き出すのではなくて、認知症患者の人間性を尊重することが前提です。傾聴とは、敬聴なくして実践なしです。敬聴とは謹んで聴くことです。

(2) 傾聴の心構え

認知症ケアは、受容と共感の態度が必要です。

傾聴のためのポイントは、7つほどあります。

①共感しながら聴く(認知症患者の立場に立って聴く)
②評価せずに聴く(良い悪いの評価の言葉は控える)
②アドバイスをしないで聴く
③誘導しないで認知症患者の話しに沿って聴く(看護師の持つ答えに導こうとしない)
④掘り下げて深く聴く(それは? それから?……など深く入っていく)
⑤結論だけを聴かない(プロセスを聴くことで認知症患者への理解度が深まる)
⑥問題解決を急がない

(3) 聴くことを阻害する要因

傾聴を邪魔することには、以下のようなことがあります。総じて、自尊心を傷つける行為です。

①注意を払わない(聴くつもりがない)
②うわべだけで聴いている(聴くふりをして他のことを考えている)
③「聴く」のではなく「聞く」だけ(隠れたメッセージを聴かない)
④心の中で 次に何を話そうか予習をしている
⑤話を遮ったり、腰を折ったり、自分のことを話し始める

⑥非難されるのでは、という防衛的感情を持つ
⑦賛成できない点だけ聴く（あら探しをしない）
⑧自分に都合のよいように聴く

（4）傾聴を促す

認知症患者の話しに傾聴を続けることで更なる積極的な傾聴が促進されます。そうすると、認知症患者は「自分のことに興味を持って聴いてくれている」という気持ちになってくるものです。認知症患者は、自分のことを受け入れていると感じたときに話してみたいという気持ちが強くなるものです。認知症ケアでは受容が傾聴を促すことになります。受容されたという感覚が生まれたときに認知症ケアの効果が期待できます。

受容し傾聴を促す手順は以下のとおりです。

①あいづちを打つ
興味を示す。

「まあ、そうですか」「そうですね」「なるほど」「確かに」
②うながす
認知症患者に話すことを促進する手順です。

「聴かせて」「それは間違いありませんか?」「〜についてもっと聴きたいのですが」
③共感する

認知症患者の気持ちや考えを受けとめたことを示す手順です。

「本当にそうですね」「よかったですね」「それは大変でしたね」「残念だったですね」

④リフレイン

認知症患者の言葉を繰り返して返す手順です。Refrainは、詩や楽曲の中で各節の後に同じ部分を繰り返すことです。部分を繰り返すことで効果が生まれます。

「すごく頭にきています!!」「すごく頭にきているのですね……」「どうすればよいかわからないです」「そうですか……わからないですね」

⑤要約し確認する

認知症患者の言ったことを要約して返す手順です。

「あなたが言いたいことは……ということですか?」「つまり……こういうことですね」「今の話はこんな風に聴こえますが……」

「この点が問題なのですね」

(5) 問いかける

認知症患者に話を促し、より深く広く理解するためには問い掛けが必要です。それも効果的な問い掛けが重要です。問い掛けるとは質問することです。質問とは、一般に疑問または理由をただすことですが、認知症患者への問い掛けは、[問い聴く] ことです。問い掛けによって、情報を収集し共有する、認知症患者の思いや考えを引き出す、認知症患者の理解を促進する、認知症患者の気づいていないことを引き出す、認知症患者の考えを顕在化させることなどができるのです。質問は、効果的でなければ効果は期待できません。質問は、Contextを「5W3H」方式で訊ねます。Contextとは、文章の前後の脈絡のことです。質問にはいくつかの種類があります。

①拡大質問と特定質問

拡がりを求める問い掛けが拡大質問、特にそれと指定した問い掛けが特定質問です。拡大質問には、文章の要領で答える質問、考えてから答える質問および探究心を起こさせる質問があります。

「今どんな対策を考えているの?」「大事にしたいことはどんなこと?」「どんな飲み物が好きですか?」

特定質問にはYES/NOで答える質問および単純な選択を問う質問があります。

「対策はもう考えた?」「紅茶は好きですか?」

②未来質問と過去質問

将来から未来に向けた質問や昔のことを問い掛ける質問があります。

未来質問は、ビジョンを描かせる質問です。

「これからどうしたいのか?」

過去質問は、過去を振り返るための質問です。

「今まではどうだったのですか？」

③肯定質問と否定質問

概念としての肯定概念から問い掛ける肯定質問と否定概念から問い掛ける否定質問があります。

肯定質問は、肯定表現による質問です。

「どうしたら上手くいきますか？」

否定質問は、否定表現による質問です。

「どうして上手くいかないのですか？」

(6) フィードバックする

Feedback（フィードバック）は一般に、結果に含まれる情報を原因に反映させ、調節をはかることです。フィードバックとは、認知症患者の行動、態度、取り組み方、実行、成果等について自分が感じたことや意見を具体的に伝えることです。

フィードバックにはポジティブ・フィードバックとネガティブ・フィードバックの2種類があります。

①ポジティブ・フィードバック

ポジティブ・フィードバックは、パフォーマンスを強化促進するめのフィードバックです。

Positiveは、肯定的あるいは積極的という意味です。Performanceは、実行や成果のことです。認知症患者の存在を肯定し、励まし、力づけ、自信を与えるためのフィードバックです。

パフォーマンスを改善変革するためのフィードバックです。

②ネガティブ・フィードバック

ネガティブ・フィードバックは、認知症患者の「望ましくないと思われる側面」について具体的に事実として伝えることです。Negativeは、否定的あるいは消極的という意味です。

ネガティブ・フィードバックは、認知症患者の人柄や人格で対するものではなく、「行動」に焦点を当てることによって認知症患者が受容しやすくする配慮が必要です。

要は、認知症患者をやりこめ、困らせるためのものではなく、認知症患者を大切にし、援助したいという気持ちの発露が求められます。敬意ある言葉遣いや真摯な態度をもって、認知症患者の自尊心を傷つけることなく行なう必要があります。

ネガティブ・フィードバックには、「Iメッセージ」と「YOUメッセージ」の2つの方法があります。

「Iメッセージ」は、自分が感じていること、認知症患者の行動によって起こった自分の気持ちを伝えるものです。自分を主体にしたメッセージです。

例　「私はがっかりした」「私はとても心配していたんだ」

「YOUメッセージ」は、認知症患者のあり方に判断的なメッセージです。

例　「あなたにはがっかりだ」「あなたはあまりマメに報告をくれないね」

ネガティブ・フィードバックには、「Ｉメッセージ」を用いると効果的です。それは、「ＹＯＵメッセージ」は言外に意味を持たせて非難する傾向があり、認知症患者はそれに対して「防衛的」「敵対的」になるからです。「私」が「あなた」について考えたり感じたりしていることは、あくまで「私」の感じ方であり、「あなた」の本当の状態ではないということを認識することです。

第6章
これから本格化する地域包括ケア時代の看護師の役割

1 在宅における認知症ケアの支援

今や、病院に勤務する看護師は、新オレンジプラン等により、特別養護老人ホーム等の介護施設に勤務する看護師と連携し、協働し、認知症ケアを実践することが求められています。さらに、認知症ケアは病院の看護師だけの役割ではありませんから、介護施設の看護師さらには介護職ともども家族を支援するために、ケアの仕方を助言することが病院に勤務する看護師には求められています。家族のみならず保健師など専門職や市民の協力を得て、地域ぐるみで認知症ケアを行なう地域ケアの時代が到来しています。

在宅における認知症ケアの場は、生活の場である家庭ですが、最も留意しなければならないことは認知症患者本人の全人格の尊重です。尊重する対象は、その人の生き方や生活習慣に対する価値観や主体性です。その人らしい生き方を尊重することです。在宅における認知症ケアの目的の1つは、その人の生活の質を維持向上することです。

(1) 地域ケアの連携形態

地域ケアの連携形態は、看護師一人が関わるのではなく、専門職が連携して行なう包括的なケアです。医師、看護師、介護専門職、リハビリ等によるケアの実践です。対象者は、療養者だけでなく、家族も対象とします。実践の場は、自宅を中心として、デイケアやデイサービス等による生活の場が在宅ケアの実践の場になります。

①生活と心身の状態を明らかにする

生活と心身の状態によってケアの必要性を明らかにします。ケアの必要性を充足するために、どのような体制で行なうのか、あるいはどのような専門スタッフが必要になるのか、さらには看護行為など、どのようなスキルが必要になるのかを決めて実践することになります。

②生活を支えるケア

地域ケアの実践体制で最も重要なことは生活を支えるケアです。ケアの特徴としては、何よりも生活の支援です。その上で、本人の考え方を尊重し、自己決定することを支援していきます。家族ぐるみのケアが求められていますが、その意味ではユニット支援という考え方が必要です。

③チームケア

ケアを担当するのは看護師だけではなく、連携して専門スタッフがケアにあたるチームケアということになります。専門職が連携したチームケアであり、家族ぐるみのケアですから、ケア実践にはケアマネジメントが欠かせません。

④家族に対する課題

在宅ケアには、老老介護などもそうですが、家族に対する課題が発生します。そのため、家族の心のケアをする必要が生じます。そして、ケアを提供する側と家族で役割を調整し、家族の役割を支えることも看護師の役割です。これは、病院と在宅の大きな違いになると思います。

(2) 認知症ケアの根拠

認知症ケアは、心身の機能低下、あるいは疾患や障害など、個別性に対応するケアでなければなりません。日常生活全般の援助には、個別性との合致が求められます。

①価値観と判断基準の必要性

個別性と合致性に対して、どのような価値観でケアをしていくか。あるいはどのような判断基準を持つのか。いずれも重要な根拠が必要です。認知症ケアの対象は、対人領域と技術領域の2つに区分することができます。

②対人領域

対人領域は6つです。

- 本人のペースを尊重すること
- 自尊心を傷つけないこと
- 意思を尊重すること
- 日常生活の自立を支援すること
- 連携は行政も含めること
- 家族に対して支援すること
- 特定の看護師に負担がかからないこと

こうした配慮が必要です。

③技術領域

合併症や二次障害の予防を怠ってはなりません。訪問看護をしていたときの体験から認知症に関する主たる合併症として、褥瘡、肺合併症、尿路感染症、筋肉や骨の委縮などに対応する必要があります。

（3）安全、安楽の確保

認知症患者の状態に応じた看護行為の実践は何よりも安全、安楽の確保です。在宅にあっては終の住処、認知症ケアにあってはその人らしい生き方、いずれはターミナルケアに関する課題です。

ターミナルケアは、厚労省の報告書によると、死亡場所は81・5％が病院ですが、在宅ケアが増加することによって、在宅死が増加することが予測されます。

その場合、看取りケアをどのようにしていくのかが問われてくると思います。となると、その人らしい生き方、終の住処とは、どのようなことなのかについて、ニーズを把握する必要があります。

①自宅で最期を迎えたい

自宅で最期を迎えたいということは、単に死に場所は自宅ということではないと思います。

最期までどのように生きるか、あるいは尊厳をどのように維持していくかなど、個別的な対応が必要になります。

現実には、最期までその人らしく生きるために何をなすべきなのか、終の住処として、在宅で最期を迎えるにしても、家族の負担や急変時の対応など、解決しなければならない事柄は山積しています。

②意思を尊重し、その人らしく健やかに老いる

本人の意思を尊重し、その人らしく健やかに老いるを目的とした、認知症ケアを実践する場合、多くの課題があります。主たるものは6つです。

・リハビリテーションの実施
・合併症ケアの実践
・QOLの維持
・在宅療養の仕方
・家族の問題
・医療と介護の連携

（4）看護師に求められること

認知症ケアは、個々の身体・生活機能を維持すること、その人のニードを把握すること、そして予測的に対応する必要があります。

①認知症ケアと在宅ケアに対する看護観

看護師は、認知症ケアにおける在宅ケアの看護観など価値観の形成が求められます。価値観に基づいて、安全で安楽で効果的なケアを実践するためです。

価値観は、2つあります。1つは、看護師である前に一人の人間としてその人に寄り添い、向き合うことです。2つは、IF I WERE YOUです。もし私が認知症だったなら、その人が私（看護師）だったらという看護師とその人の立場変容を行なうことです。

②連携による看護行為

看護師一人だけで対応することはできません。看護の質および量のばらつきをなくすなど連携による対応が必要です。

看護行為としては、まずは、QOLの維持および家族ぐるみのケアです。しかし、それにもまして、経済的な負担も考慮しなければなりません。観念ではなく、実践性が要求されますので、知見や経験知、特に認知症ケアに対する在宅ケアにはマニュアル化できないこと、いわゆる暗黙知の共有化が重要な課題となります。

② 家族が行なう認知症に対するケアの支援

家族が行なう認知症ケアの支援とは次のようなことです。

（1）従前との違いを感じてもらう

ちょっとしたもの忘れに気づくことです。認知症は、老化現象との違いがわかりにくいものですが、「何か違うかな？」と気づくことができるのは家族です。

（2）早めの受診を促す

専門医に受診することが先決です。アルツハイマー型認知症やレビー小体型認知症など診断あってこそのことです。

（3）認知症の知識を教示する

アルツハイマー型認知症、脳血管性認知症などそれぞれの症状の特徴を知ったうえでのケアです。

（4）相談に気軽に応じる

相談し、情報を得るために、相談に乗ることです。

(5) できること、できないことを見極める

認知症はすべての能力が失われたわけではありません。残された能力、持てる力を生かすケアが必要です。

(6) ケアのネットワークを築く

公的な相談機関、地域社会などのさまざまな情報を上手に使うための助言です。

(7) 家族への支援も大切に

認知症の人を抱える家族の気持ちがなるべく安定するように心の支えになることです。

3 地域ぐるみで認知症をケアする仕組み

在宅ケアを支えるさまざまな取り組みを進めるために他職種によって協議会などが設立されています。「国立市在宅療養推進協議会」（代表・新田國夫医師）もその1つです。研修会、研究会を開催しつつ、家族の参加を求めて、ワークショップ「認知症アクションミーティング」を実施しています。計画と実践を通して、「認知症になっても安心して暮らせるまちづくり」を創り出しました。毎年10月の第三土曜日を「国立市認知症の日」としています。新オレンジプランは、地域ぐるみで認知症ケアを実践するための体制づくりです。

（1）地域包括ケアシステムの概念

地域包括ケアシステムは、広島県の医師が1970年代に概念化しました。高齢者の生活に変化があっても、必要な支援を受けながら、地域の中で暮らしていけるよう整える体制です。医療・介護・福祉の強い連携や地域住民の協力によって、高齢者が人生の最後まで尊厳ある生活を続けられることを目指したものです。

退院した患者が、寝たきりになり再入院してくることについて、同医師は、家庭でのケアの状況や高齢者の日中の孤立などに原因があると考えました。これが、医療、看護、福祉、介護、リハビリの出前という新しいサービスを生み出しました。町ぐるみで「寝たきりゼロ」を目指す体制が出来上がりました。その体制を「地域包括ケアシステム」と名付けたのです。

（2）介護保険法改正で「地域包括ケアシステム」の創設

介護保険法改正（２００５年）では、「地域包括ケアシステム」の創設が打ち出されました。それ以降、時代に適合した「地域包括ケアシステム」が徐々に具現化されていきました。

（3）地域包括ケアシステムの中身

地域包括ケアシステムは、学区程度の身近な範囲で、その時々の高齢者に必要な支援が切れ目なく提供されます。健康や生活の悩みは、地域包括支援センターに相談できます。センターは個々の相談に応じると同時に、地域全体の問題や需要を把握し、体制づくりや改善につなげています。

4 地域包括ケアに対する看護職と介護職との連携

病院と介護施設、老健や特養などでも、看護師と介護職の間には精神的な乖離があるという指摘があります。看護師はプライドが高くて協力的ではないという介護福祉士もいるでしょうし、介護福祉士はケアの専門性が乏しいと思っている看護師もいるでしょう。

(1) 乖離が生じる要因

こうした乖離が生じる要因の1つは組織づくりの違いがあるからではないでしょうか。病院の看護組織は看護部長、看護師長、看護主任、リーダーなど階層的な組織形態ですが、介護施設の介護組織は病院のそれに比べて階層性は低く、介護主任、リーダーという階層性というよりはフラットな組織に近い形態です。

看護職は上司の指示命令によって業務を行ない、介護職は上からの指示命令が看護職に比して少ないという実態があります。看護職は命令と受命による日常の慣れから命令口調になりがちです。

その結果として、介護職にとって看護職は上から目線ということになり、良く言えば「誇り高い」となりますし、辛辣な言い方をすると「威張っている、生意気だ」ということになりがちです。

(2) 互いを受容するために

そもそも看護師と介護福祉士は、共に国家資格です。看護師も介護福祉士どちらも専門職です。専門職が自分とは異なる専門職を受容しないことにはチームを編成することはできません。チーム医療、チーム看護、チーム介護は、チームを構成する専門職が互いの専門性を認め合うことが大前提です。連携しないことには患者や入居者に効果的なケアを実践することはできません。

それでは、どうしたら互いを受容することができるでしょうか。

①第一に、誰のために仕事をしているのか

ケアの仕事は上司のためでもありませんし、同僚や部下のためにしているわけではありません。病院や介護施設のために仕事をしているようでもあり、自分のためと思うこともあるでしょう。

ケアの仕事は患者や利用者のための仕事をしているのです。このことを弁えないと同僚や他の専門職を下にみる職場風土や職業観ができてしまいます。

②第二に、役割を認知しているか

すべての専門職には決められた役割があります。役割を遂行することなくしてチーム活動にはなりません。役割認知はチーム医療にしろ、チーム介護にしろ、活動の源泉ですし、互いを受容する力です。

③第三に、役割行動をしているか

専門職は役割認知をし、役割行動をすることによって互いをリスペクトすることができます。役割行動なくして、チームとしてケアを実践することはできません。

④多職種によるカンファレンスをしているか

互いが事実を受け止めて、意見を言い合い、チームの目標達成に貢献するために行なうものがカンファレンスです。多職種によるカンファレンスを実施することで、互いに心の架け橋を架け合いたいという気持ちになり、やがては無用な葛藤が緩和されます。

(2) 連携

看護職と介護職が連携する意義は、地域医療さらには地域ケアへの貢献です。病院も介護施設も地域に支えられなければ継続的な運営は困難です。急性期から療養期までを包括的に支えることが地域医療ですが、人間の一生を包括的に支えるのが認知症ケアです。

①「全人的な医療さらにはケア」そして「認知症の人の一生を支える医療さらには認知症ケア」を実践するためには、看護職と介護職の連携は欠かせません。

②病院および介護施設それぞれが地域連携ケアを推進するプロジェクトを編成し、「プライマリケアはクリニック、専門医療・急性期医療は病院、認知症ケアは病院および介護施設」とい

うミッション（使命）のもと、実践のために看護師と介護職が連携を深める必要があります。

介護施設の認知症を患っている利用者が、病気や怪我で病院に搬送されて入院している期間は、介護施設の介護職が日常生活の支援のために配置する仕組みはできないものでしょうか。

病院に入院している認知症患者が、介護施設の入所要件をクリアして介護施設に入所した以降、病院の看護師が認知症ケアの効果を高めるために介護施設に対して支援する仕組みは困難なことでしょうか。

こうした問い掛けから連携の仕組みを開発することによって、互いが協力し、補い合う体制を作ることができると思います。

5 地域包括ケアにおける看護の質を高めるために必要なこと

地域包括ケアにおける認知症ケアに対する看護師の役割を果たすためには、看護師の知見、経験知、看護の能力を高める必要があります。

そのためには、医療行為に関する研究や看護行為に関する研究のほか、看護とＡＤＬの関係、ケアとアウトカムスタディ、ヒューマン・ケアリングについて研鑽を積むことが必要ではないでしょうか。

そもそも、看護の専門性とは何でしょうか。傷病者に手当てをし、その世話をすることが看護です。

看護に求められる法則は２つあります。

１つは、看護はその場かぎりではないということです。看護は、出会いから別れまで関わり続けることが求められます。

２つは、日々の安全管理です。危機管理つまりは安全管理が看護の法則としては欠かすことができません。

（１）看護とＡＤＬ

ＡＤＬを維持する必然性は、看護師の重要な課題です。高齢者に多く見られることでするが、病気の回復に比してＡＤＬの低下がみられます。

ＡＤＬを把握し、維持するケアが求められているということです。これからのアナムネーゼ聴取には入院時及び退院時それぞれのＡＤＬおよびＱＯＬの確認し記録する必要です。

平均寿命の伸びに比例して健康寿命の伸びはさほどではありません。元来は看護業務の１つであったリハビリについて考えてみましょう。

リハビリとはリハビリテーション（Rehabilitation）の略ですが、治療段階を終えた疾病や外傷の後遺症を持つ人に対して、医学的、心理学的な指導や機能訓練を施し、機能回復や社会復帰をはかることです。

いわば、Re（再び）とHabit（習慣、習癖）とAction（行動、活動）です。あのとき、あのとおりできたのだから、もう一度できるようになろう、という意味合いです。リハビリを担当する専門職が存在しますが、そもそもリハビリは看護業務の一つであることを認識しつつ、地域包括ケアにける看護業務を担当する必要があります。

(2) ヒューマン・ケア

ヒューマン・ケアに関する概念から行動モデルを導き出し、看護の実践の場でヒューマン・ケアがどのような行為として具現されるのかを実践に生かす必要があります。

例えば、スワンソン（Swanson, 1991）です。ケアリングには５つの過程があるという知見を示しています。

・知る（Knowing）
・寄り添う（Being With）
・役に立つ（Doing for）
・助ける（Enabling）
・誠意を尽くす（Maintaining Belief）

さらに、ジーン・ワトソン（Jean Watson, 1985）は、ケアリングには10の要因があるという知見です。

①人道的・利他的価値観を形成すること
例えば、自分に優先させて他者に愛情を注ぎ、ケアすることです。
②信念・希望の導入
例えば、何かを正しいとする強い信念を持つこと、自己或いは心には癒しの力があると信じることです。
③自己や他者に対する感受性を開発すること
わがことのように感じること、事実を基盤にしながら相手の状況を理解し、プロセスを通じて自己受容、自己成長、自己実現へ至るということです。

④援助・信頼に基づくヒューマン・ケア的関係を構築すること
例えば、調和（congruence）と共感（Empathy）、暖かさ・思い遣り（Warmth）です。心を開き誠実に振る舞うこと、相手がどう思っているかを理解しそれを伝えること、積極的に相手を受け入れることなどです。
⑤肯定的・否定的感情の表出を推奨・受容すること
例えば、他者に対する気づきを向上させ、人が見せる行動の意味を理解し、相手の感情に対して支援し、受容し、分かち合うことです。
⑥創意に富んだ問題解決手法を秩序立ててケアへ導入すること
例えば、創意に富んだ問題解決の過程を言います。研究を進めて、看護の科学的基盤を構築し、活動の結果を用いることで創意に富んだ問題解決法を見出すということです。
⑦相互学習を推進すること
例えば、その人にあった情報を見出し、ケアを実践することです。共同作業を通じて看護師もケアする対象者も互いに多くのものを学ぶことができるということです。
⑧心理的・身体的・社会的・精神的側面から、支援的・保護的・矯正的環境を提供すること
例えば、環境が健康に及ぼす影響について看護師はよく知っていなければならないということです。安楽、安全、プライバシーおよび清潔を整えることです。
⑨ニードの充足に向けて支援すること

例えば、日常生活上の生理的ニードの充足、成長・発達のニード、所属・達成のニードなど高位のニードの充足です。

⑩実存的・現象学的・精神的な力を容認すること

例えば、人間存在にかかわる超自然的なものを重視することです。

その人の主観的な体験世界を尊重しつつ、個人の内界、意味世界の重要性への認識を持つことです。

〈参考文献〉

◎『生活機能から見た老年看護過程 第3版』（山田律子著／医学書院）

◎『最新老年看護学第３版〈２０１７年版〉』（水谷信子監修、水野敏子・高山成子・三重野英子・會田信子編集／日本看護協会出版会）

◎『認知症の看護ケア』（日本精神科看護協会監修、今井幸充・金井とき江・松岡義明編集／中央法規出版）

◎『認知症のある患者さんへの対応』（堀内ふき監修、浅野均著・編集／メディカ出版）

◎『楽になる認知症ケアのコツ』（大誠会認知症サポートチーム著、山口晴保・田中志子編集／技術評論社）

◎『認知症を堂々と生きる』（宮本礼子・武田純子著／中央公論新社）

◎『認知症の人の「痛み」をケアする』（鈴木みずえ・高いゆかり著／日本看護協会出版会）

◎『認知症と共に生きる人たちのためのパーソン・センタードなケアプランニング』（ヘイゼル・メイ、ポール・エドワーズ著、ドーン・ブルッカー著他、水野裕監訳、中川経子訳／クリエイツかもがわ）

◎『実践パーソン・センタード・ケア - 認知症ケアをもつ人たちのために』（水野裕著／ワールドプランニング）

◎『ユマニチュード入門』（本田美和子著、ロゼット・マレスコッティ著、イヴ・ジネスト著／医学書院）

◎『在宅看護論 - 実践をことばに - 第5版（２０１１）』（杉本正子編集、眞舩拓子編集／ヌーヴェルヒロカワ）

◎『老年看護 - 概論と看護の実践 - 第4版（２０１２）』（奥野茂代編集、大西和子編集／ヌーヴェルヒロカワ）

◎『看護のチカラ9月1日号 特集2』（産労総合研究所）

あとがき　～新しい責任の時代に入った認知症ケア

認知症ケアは、新しい責任の時代に入ったことを自覚してください。

かつて、認知症が痴呆と言われていた時代、また、介護保険法が存在していなかった時代には、痴呆に対するケアは看護師の役割としては稀薄でした。

介護界では、その時代を措置の時代などと言っていますが、福祉施設の養母さんが痴呆の人の世話を焼いていました。介護保険が施行された後も痴呆に対する対応は介護福祉士等介護職が担当していました。痴呆が認知症として病気の範疇になっても、日常生活の支援という形態で介護職が認知症に対する対応をしてきました。

介護施設が認知症ケアを引き受けることには意義も意味もあります。たとえば、グループホームは認知症でない人は入居できないなど、介護職が認知症の人に対する日常生活の支援をすることは必然でもあります。

よくよく考えることもないことですが、認知症は病気ですからケアの主たる担当は療養の世話を専門とする看護師の役割です。これまで、介護職が中核となって認知症の入所者や入居者にしてきたことは、日常生活の介助や支援ですから、病気に対する診療の補助ではありませんし、療養の世話でもありません。

介護職の医師や看護師に対する不満のうち、認知症の入所者や入居者が怪我や病気で病院に入院する事例があります。病院から戻ってくるとＡＤＬやＱＯＬが下がるというものです。病院は怪我や病気を治す機関です。日常生活の支援には手が届かない現状がありますから、的を射た見識ではないでしょうか。

「新オレンジプラン」（厚生労働省、２０１５年）もその1つですが、認知症の診療や治療をはじめとした医療に医師がコミットし、認知症のケアに看護師が関わる時代が到来しました。そこで、看護師の新しい責任とは何かです。看護師の法的な役割は療養の世話および診療の補助ですが、認知症ケアでは療養の世話および診療の補助に限定することはできません。認知症ケアに対する「管理&実践」が新しい責任です。

認知症ケアに対する「管理&実践」の指標の1つが「新オレンジプラン」（２０１５年）です。本文でも触れましたが、改めて、「新オレンジプラン」の骨子および「オレンジプラン」（厚生労働省、２０１２年）を確認しておきたいと思います。「新オレンジプラン」は「オレンジプラン」（厚生労働省、２０１２年）を下敷きとして引き続き策定されたものです。

【オレンジプランの骨子】

①標準的な認知症ケアパスの作成・普及
②早期発見・早期対応
③地域での生活を支える医療サービスの構築
④地域での生活を支える介護サービスの構築
⑤地域での日常生活・家族の支援の強化
⑥若年性認知症施策の強化
⑦医療・介護サービスを担う人材の育成

【新オレンジプランの骨子】

①認知症への理解を深めるための普及・啓発の推進
②認知症の容態に応じた適時・適切な医療・介護等の提供
③若年性認知症施策の強化
④認知症の人の介護者への支援
⑤認知症の人を含む高齢者にやさしい地域づくりの推進
⑥認知症の予防法、診断法、治療法、リハビリテーションモデル、介護モデル等の研究開発及びその成果の普及の推進
⑦認知症の人やその家族の視点の重視

看護師が「新オレンジプラン」および「オレンジプラン」いずれにも関わる主たる領域は、傍線の部分です。集約すると認知症ケアに対する「管理&実践」です。

認知症ケアに対する「管理&実践」は看護師の新しい責任範囲です。

平成29年の認知症または認知症の疑いによって行方不明になった人は1万5863人にものぼります（行方不明者総数は8万4850人。平成30年6月警察庁より）。平成25年には1万322人（総数8万3948人）でしたので、5割ほど増加しています。

認知症の人の行方不明者対策を推進するために、見守りSOSネットワーク等を活用しつつ先駆的に取り組んでいる地域もあります。看護師が行なう認知症ケアには地域包括ケアシステムに関わり、認知症の人の行方不明を防ぐ役割も含まれているのです。

諏訪免典子（すわめん・のりこ）

看護学修士（老年看護学）。看護師、介護支援専門員、産業カウンセラー。認知症ケアマッピング（DCM）上級コース修了。

日本医科大付属病院、原三信病院、久我山病院で勤務、訪問看護ステーション所長等看護管理者等を経て、ＮＰＯシルバー総合研究所において高齢者ケアに関する調査研究に携わり、認知症ケア、看取りケアの看護実践に従事する。

現在、昭和大学他兼任講師。全国老人福祉施設協議会倫理審査委員。

主な著書に、『認知症の人の見守り・ＳＯＳネットワーク実例集』（中央法規刊、編著）、『新生児・小児医療にかかわる人のための看取りの医療』（治療と診断社刊、部分執筆）、『もしもあなたが「看取ケア」をすることになったら』（小社刊）、『困った看護師を一人前にするコミュニケーション術』（小社刊、共著）、『地域連携クリティカルパスの進め方』（小社刊、共著）などがある。

あなたが始《はじ》める
認知症《にんちしょう》ケアの
プロフェッショナルナース入門《にゅうもん》

2018年10月29日　初版発行

著者　諏訪免典子
発行者　常塚嘉明
発行所　株式会社 ぱる出版

〒160-0011　東京都新宿区若葉 1-9-16
03(3353)2835 — 代表　03(3353)2826 — FAX
03(3353)3679 — 編集
振替　東京 00100-3-131586
印刷・製本　中央精版印刷(株)

ISBN978-4-8272-1149-8　C3036